KB161584

다이어트보다
근력 운동

일러두기

1. 운동 명칭 등 외래어는 국립국어원의 외래어 표기법을 따랐습니다.

2. 일부 운동 명칭은 이해하는 데 어려움이 없도록 국립국어원의 외래어 표기법이 아닌 운동 센터에서 트레이너 또는 운동 지도자가 쓰는 입말에 따랐습니다.

3. 운동 동작은 저자의 설명과 정확한 움직임을 담은 동영상을 확인하는 것이 가장 좋습니다. 스마트폰 기본 카메라 앱으로 QR 코드를 찍어, 동영상을 먼저 본 뒤에 글로 쓴 설명을 읽어보세요.

4. 이 책 내용에 나오는 뼈와 근육의 위치는 책 맨 뒤의 '근육과 뼈 위치 찾아보기'를 통해 확인할 수 있습니다.

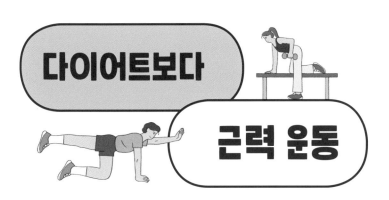

다이어트보다 근력 운동

박은지 지음

여성의 몸에 맞는 운동은 따로 있다!

동양북스

들어가기 전에

　근력 운동이 중요하다는 사실은 많이 알려졌으나 자신의 나이와 체력 수준에 맞는 근력 운동이 무엇인지, 어떻게 자신에게 맞는 운동을 찾아야 하는지 막막해하는 분은 여전히 많다. 인터넷 검색으로 찾은 '좋은 운동'들이 정말 자신에게도 좋은 운동인지는 알기 어렵고, 특히 여성의 신체적 특징과 정서적 건강을 고려한 트레이닝을 알려주는 트레이너를 찾기는 더더욱 어렵다. 설상가상으로 작년부터 이어진 코로나19 사태로 운동 센터에 갈 수 없는 상황이 계속되니 집에서 TV나 인터넷 동영상을 보고 무작정 동작을 따라 하다 다치는 사람도 많아졌다. 운동 센터에서 전문 트레이너가 자신에게 맞춰준 구조화된 운동을 차근차근 배우는 것이 아니라 인터넷에서 이 영상, 저 영상을 따라 하는 방식으로 운동하기 때문이다. 이렇게 운동하는 것은 잘못된 자세로 동작을 반복하거나 특정 체력 요소만 키우거나 특정 부위의 운동만 과도하게 할 위험성이 높아 초보자에게는 권장하지 않는다. 하지만 상황이 이렇다 보니 사람들은 어쩔 수 없이 혼자 영상을 따라 하며 운동을 할 수밖에 없다.

그렇다면 이런 상황에서 어떻게 해야 안전하게 운동할 수 있을까?

제일 중요한 것은 자신의 감각을 잘 알아채는 것이다. 예를 들어 '코치님이 이 동작은 엉덩이 바깥쪽 위에 있는 근육이 자극되어야 한다고 했는데 왜 나는 반대쪽 다리 허벅지에 힘이 더 많이 들어가지?', '저번 세트까지는 괜찮았는데 이번 세트를 시작하니 무릎이 아프네. 무게를 낮추거나 그만해야겠어'라는 식으로 움직일 때 느껴지는 몸의 감각을 알아채고, 그것이 무엇을 의미하는지 알아야 다치지 않고 자신에게 맞는 운동을 지속할 수 있다. 그리고 호흡과 코어 활성화 같은 운동의 기초부터 차근차근 배우는 것이 중요하다.

이 책에서는 '여성의 몸으로 경험하는 근력 운동, 건강에 초점을 맞춘 근력 운동, 나이가 들어서도 지속할 수 있는 근력 운동'을 콘셉트로 초보자도 쉽게 따라 할 수 있는 필수 근력 운동, 그중에서도 사회적 거리 두기로 집 밖에 나갈 수 없는 상황을 고려해 방 안에서 혼자서 할 수 있는 운동을 다양하게 소개했다.

더불어 건강·운동 분야에서 아직 많이 부족하다고 생각하는 '여성의 몸으로 경험하는 운동과 운동 문화', '다이어트를 넘어 일상을 유지하는 근력을 기르는 운동', '다른 사람의 눈으로 평가받는 몸이 아닌 내가 느끼는 나의 몸'에 관한 구체적인 언어들을 만들어내려 애썼다.

책을 처음 기획하고, 제안해준 김다빈 님과 마무리를 맡아주신 김지수, 하민희 님, 언제나 물심양면으로 도와주는 은평 친구들, 프롬 더 바디 동료와 멤버들, 파도 팀 그리고 사랑하는 가족 뭉이와 승연. 모두에게 깊이 고맙다.

차례

일러두기 · 2
들어가기 전에 · 5
상황별 추천 운동 프로그램 · 12
근력 운동 영상 보는 법 · 14

1부 내 몸은 트레이너보다 내가 잘 알아야 합니다 · 15

근육도 종류가 있다 · 18
뼈와 관절을 알아야 내 몸이 보인다 · 27
월경은 운동의 장애물이 아니다 · 41

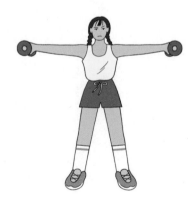

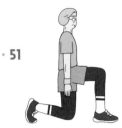

2부

나를 위한 지속 가능한 운동 · 51

하체 운동 제대로 하기 · 52

엉덩이 근육을 섬세하게 단련하는 **클램셸** · 54

계단만 올라도 숨이 차다면 **스쿼트**를 해보자 · 57

기구를 드는 운동을 하려면 반드시 **힙 힌지**부터! · 66

개들은 중둔근이 강했던 것! **더티 독** · 70

빼놓을 수 없는 하체 운동, **런지** · 73

누워서 할 수 있는 간단하고 효과적인 하체 운동, **힙 브리지** · 78

* 쉽고 빠른 엉덩이 근육 스트레칭, **90/90 스트레칭** · 83
* 앉아서도 누워서도 효과 좋은 골반 스트레칭, **와이퍼 스트레칭** · 86
* 허벅지 안쪽과 엉덩이를 시원하게, **비둘기 자세 스트레칭** · 89
* 이름값 하는 동작, **세계 최강 스트레칭** · 91
* 아무리 해도 스쿼트 자세가 잘 나오지 않는다면 **스쿼트 테라피** · 93

복부 운동 제대로 하기 · 96

안전한 움직임의 기반이 되는 자세, **데드 버그** · 98

균형 감각을 회복하고 코어를 단련하는 운동, **버드 독** · 102

강력한 코어 운동을 원한다면, **플랭크** · 105

복부 운동의 고전, **크런치** · 108

생각보다 많은 힘과 요령이 필요한 운동, **싯업** · 111

어깨 운동 제대로 하기 · 114

기구를 머리 위로 들어 올리는 **오버헤드 프레스** · 116

어깨 근육을 섬세하게 다듬어주는 **숄더 레이즈** · 120

어깨와 상체의 가동성을 높여주는 **헤일로** · 123

* 소중한 어깨를 잘 지키자! **어깨 관절 안정 및 근육 활성화 운동** · 126

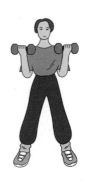

가슴 운동 제대로 하기 · 130
가슴의 힘을 깨우는 **덤벨 벤치 프레스** · 132
가슴, 팔, 어깨, 코어를 고루 단련할 수 있는 **팔굽혀펴기** · 136
가슴 근육을 다듬어주는 운동, **덤벨 체스트 플라이** · 139
스트레칭과 근력 강화를 동시에 할 수 있는 **풀오버** · 142
사무실에서 일하다가도 할 수 있는 **가슴 운동** · 144

* 움츠러들기 쉬운 **가슴을 펴주는 스트레칭과 마사지** · 147

등 운동 제대로 하기 · 150
기구를 몸 쪽으로 당기는 운동, **로우** · 152
맨몸으로 할 수 있는 등 운동, **백 익스텐션, 스위머, 슈퍼맨** · 156

팔 운동 제대로 하기 · 160
불끈불끈 이두박근을 키우는 **바이셉스 컬** · 162
팔뚝의 라인을 만드는 **트라이셉스 익스텐션** · 165
쉽고 강력한 팔 운동, **킥백** · 168
나를 쭉 일으키는 힘! **벤치 딥스** · 170

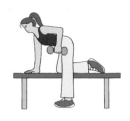

3부

**나에게 맞는
운동 프로그램을 만들어보자!** · **173**

나에게 맞는 도구 선택을 위한 꿀팁 · 174
내 몸의 특성과 삶의 맥락을 고려한 운동 계획 · 179
사례로 알아보는 통증 예방과 개선을 위한 운동 · 187
운동이 독이 되는 경우 · 197

부록

**나에게 맞는
운동 센터 고르는 방법** · **199**

운동 센터 잘 이용하는 방법 · 200
좋은 트레이너를 만나는 방법 · 202
좋은 운동 커뮤니티 만들기 · 204
여성과 소수자를 위한 해외 운동 센터와 프로그램 · 206
근육과 뼈 위치 찾아보기 · 210

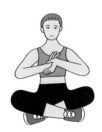

상황별 추천 운동 프로그램

근육 운동이 처음이라면?

순서	운동	쪽수
1	이름값 하는 동작, **세계 최강 스트레칭**	92
2	안전한 움직임의 기반이 되는 자세, **데드 버그**	101
3	앉아서도 누워서도 효과 좋은 골반 스트레칭, **와이퍼 스트레칭**	87
4	허벅지 안쪽과 엉덩이를 시원하게, **비둘기 자세 스트레칭**	90
5	엉덩이 근육을 섬세하게 단련하는 **클램셸**	55
6	계단만 올라도 숨이 차다면 **스쿼트**를 해보자	64
7	움츠러들기 쉬운 **가슴을 펴주는 스트레칭과 마사지**	148
8	스트레칭과 근력 강화를 동시에 할 수 있는 **풀오버**	143
9	맨몸으로 할 수 있는 등 운동, **백 익스텐션, 스위머, 슈퍼맨**	157
10	복부 운동의 고전, **크런치**	110

근력 운동을 하고 싶은데, 허리가 아프다면?

순서	운동	쪽수
1	앉아서도 누워서도 효과 좋은 골반 스트레칭, **와이퍼 스트레칭**	87
2	허벅지 안쪽과 엉덩이를 시원하게, **비둘기 자세 스트레칭**	90
3	안전한 움직임의 기반이 되는 자세, **데드 버그**	101
4	균형 감각을 회복하고 코어를 단련하는 운동, **버드 독**	103
5	개들은 중둔근이 강했던 것! **더티 독**	71
6	누워서 할 수 있는 간단하고 효과적인 하체 운동, **힙 브리지**	80

하체를 집중적으로 운동하고 싶다면?

순서	운동	쪽수
1	쉽고 빠른 엉덩이 근육 스트레칭, **90/90 스트레칭**	85
2	허벅지 안쪽과 엉덩이를 시원하게, **비둘기 자세 스트레칭**	90
3	이름값 하는 동작, **세계 최강 스트레칭**	92
4	엉덩이 근육을 섬세하게 단련하는 **클램셸**	55
5	기구를 드는 운동을 하려면 반드시 **힙 힌지**부터!	68
6	계단만 올라도 숨이 차다면 **스쿼트**를 해보자	64
7	빼놓을 수 없는 하체 운동, **런지**	74

상체를 집중적으로 운동하고 싶다면?

순서	운동	쪽수
1	소중한 어깨를 잘 지키자! **어깨 관절 안정 및 근육 활성화 운동**	128
2	강력한 코어 운동을 원한다면, **플랭크**	106
3	스트레칭과 근력 강화를 동시에 할 수 있는 **풀오버**	143
4	가슴, 팔, 어깨, 코어를 고루 단련할 수 있는 **팔굽혀펴기**	137
5	맨몸으로 할 수 있는 등 운동, **백 익스텐션, 스위머, 슈퍼맨**	157
6	기구를 몸 쪽으로 당기는 운동, **로우**	153
7	팔뚝의 라인을 만드는 **트라이셉스 익스텐션**	166
8	생각보다 많은 힘과 요령이 필요한 운동, **싯업**	112

근육 운동이 처음이라면?

하체를 집중적으로 운동하고 싶다면?

근력 운동을 하고 싶은데, 허리가 아프다면?

상체를 집중적으로 운동하고 싶다면?

근력 운동 영상 보는 법

1. 스마트폰 기본 카메라 앱을 켠다.
2. 카메라를 이 책에 실린 QR 코드에 가져다 댄다.
3. 카메라 화면에 웹 사이트 링크가 뜨면 누른다.
4. 유튜브 영상으로 스마트폰 화면이 바뀌면, 재생 버튼을 누른다.

1부

내 몸은 트레이너보다
내가 잘 알아야 합니다

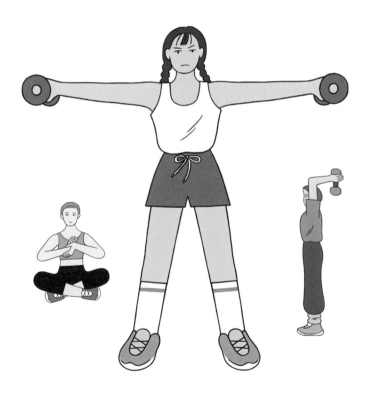

운동을 하려는 목적이 분명하면 운동 종목을 선택할 때 시행착오를 줄일 수 있다. 20대 초반에 격투기를 배우고 싶었던 나는 모든 격투기가 다이어트에 도움이 될 것이라 생각했다. 하지만 종목에 따라 운동 시간 대비 체지방 감소율의 차이가 컸다. 만약 내가 합기도 대신 복싱을 선택했더라면 다이어트 측면에서는 더욱 효과적이었을 것이다. 물론 어떻게 먹고 어떤 지도자에게 배우느냐에 따라서도 큰 차이가 난다. 그러나 기본적으로 운동 종목별로 주로 요구되는 체력 요소가 달라서, 복싱처럼 민첩성이 중요한 종목은 몸을 가볍게 만드는 트레이닝을 많이 할 수밖에 없다. 실제로 운동선수들을 보면 종목에 따라 발달된 몸의 부위와 크기가 다 다르다. 같은 육상 종목 안에서도 단거리 달리기 선수와 장거리 달리기 선수의 몸이 다르고,

미식축구 선수들은 포지션에 따라 체격 차이가 난다. 어떤 종류의 기술이 요구되느냐에 따라 훈련의 내용이 달라지고, 몸은 그에 맞춰 변화하기 때문이다. 높은 수준의 경기력을 보여주는 운동선수들의 몸은 그런 훈련의 결정체라고 할 수 있다.

당신은 어떤 몸이 되고 싶은가? 그런 몸을 가지기 위해서는 무슨 운동을 어떻게 해야 할까? 근육을 기르고 싶어서 근력 운동을 시작했다면 먼저 근육이 무엇이고, 어떤 성질을 가졌는지 알아야 한다. 어떤 원리로 근육이 생기고 강해지는지를 알아야 자기가 원하는 몸에 빠르게 그리고 부상 없이 안전하게 도달할 수 있다. 근육과 몸에 관한 기초 지식은 목적에 따라 어떤 운동을 해야 하는지 현명하게 선택할 수 있도록 도와준다.

근육도
종류가 있다

나에게 필요하지 않은 근육은 없다

근육이라고 하면 보통 움직이거나 힘을 주었을 때 불끈 드러나고 운동 후엔 근육통으로 욱신거리는 골격근을 떠올리기 쉽다. 겉에서 만져지는 근육은 대부분 골격근이다. 골격근은 중추신경계의 지배를 받고 우리의 의지대로 움직일 수 있기 때문에 수의근 voluntary muscle이라고 하고, 대부분 뼈에 붙어 있다. 체중의 40~50퍼센트를 차지하는 골격근의 약 75퍼센트는 물이다. 근육량이 5킬로그램 늘었다는 것은 물이 3.75킬로그램, 그리고 수축 단백질과 그 밖의 세포 구성 성분이 1.25킬로그램 늘었다는 뜻이다. 우리 몸의 골격근 수는 약 200쌍이고, 이 중 운동이나 자세에 관여하는 근육은 75쌍 정도다. 나머지는 표정이나 발성, 음식물을 삼키는 연하 작용 등의 역할을 한다.

골격근은 근섬유의 특성에 따라 다시 지근섬유(이하 지근)와 속근섬유(이하 속근)로 나뉜다. 지근은 산소를 에너지원으로 활용하는 능력이 뛰어나고, 속근은 빠른 시간 안에 큰 힘을 내는 능력인 순발력이 좋다. 그래서 전문 운동선수들은 종목에 따라 근섬유의 구성비 차이가 뚜렷하다. 일부 엘리트 장거리 육상선수의 다리 근육은 90퍼센트 이상이 지근섬유로 이루어진 반면 일부 엘리트 단거리 육상선수는 그와 반대되는 비율을 보여주기도 한다. 즉, 빠른 시간 내에 큰 힘을 내야 하는 역도, 아이스하키, 스프린트 등에서 성공한 선수들은 속근의 구성 비율이 매우 높고, 크로스컨트리 스키, 카누, 마라톤과 같은 지구력 운동 종목에서 성공한 선수들은 지근의 비율이 아주 높다. 이는 훈련의 결과이면서 유전적으로 그러한 경기에 적합한 신체로 태어났기 때문이기도 하다.

근육의 종류와 특성을 알아보는 것이 조금 복잡하게 느껴질 수 있을 것이다. 하지만 이런 특성을 알면 자신이 좋아하는 운동을 잘하기 위해서는 어떤 근육을 더 단련하는 게 좋을지, 현재 하고 있는 운동이 어떤 근육을 강화하는지를 파악할 수 있다. 또 몸의 외형을 바꾸고 싶다면 어떤 근육을 단련하는 것이 효과적인지, 몸의 기능적 측면에 초점을 맞추고 싶다면 어떻게 운동하는 것이 좋을지 전략을 세울 수 있다. 일상생활에서 속근을 사용하는 경우는 많지 않다. 평소 힘쓰는 일을 하지 않으며 스포츠를 즐기기보다 잘 걷고, 넘어지지 않는 것을 제일 중요하게 생각한다면 속근보다 지근을 단련할 수 있는 운동을 배우는 것이 적합하다. 지근은 큰 힘을 낼 필요가 없거나 주로 버티는 역할을 하는 근육 부위에 많다. 종아리 안쪽 근육soleus muscle 또한 거의 지근으로만 이루어져 있다. 특히 종아리 근육은 달리거나 뛰어오르는 동작에서 핵심적인 역할을 하며, '제2의 심장'이라고 불릴 만큼 혈액순환에 중요한 역할을 한다. 종아리 근육이 수축하면서 하체에 몰린 혈액을 다시 심장으로 되돌려주기 때문이다.

만일 이런 과정이 원활히 이루어지지 않으면 다리가 붓는 부종, 혈관이 피부 밖으로 튀어나오는 하지정맥류가 발생할 확률이 높아진다. 그래서 중년이 되면 앉고, 서고, 걷는 동작과 관련된 지근을 단련하는 트레이닝이 중요하다. 이렇게 중요한 역할을 하는 종아리에 종아리 퇴축술을 받거나 보톡스를 놓아 일부러 근육을 없애는 성형이 만연한 현실이 안타깝다. 종아리 근육이 약해지면 걸을 때 지면을 차는 힘이 약해져 무릎 관절에 부담을 주어 무릎에 통증이 생기기 쉽다. 종아리 성형을 하기 전에 이런 부분들을 다시 한번 생각해보았으면 한다.

지근과 달리 속근은 강하고 빠른 근수축 능력이 있으며 이런 능력은 지근의 2~3배에 달한다. 근섬유의 크기도 지근보다 크다. 대신 유산소 대사 능력은 거의 없고, 산소를 이용하지 않으면서 근수축 에너지원을 빠르게 생산할 수 있는 무산소 대사인 해당과정glycolysis에 주로 의존한다. 그래서 순간적인 힘을 낼 필요가 있는 부위인 허벅지 뒤쪽 근육 햄스트링hamstring, 가슴 부위 흉근 같은 곳에 많다. 속근은 트레이닝으로 부피를 키울 수 있기 때문에 몸의 외형을 바꾸고 싶다면 속근을 발달시켜야 한다. 어느 상황에서나 쓰이는 지근과 달리 속근은 지근이 피로해졌을 때나 강한 힘이 필요할 때 사용된다. 하지만 속근은 금방 지치기 때문에 오래 움직이기는 어렵다. 운동한 다음 날 근육통이 느껴진다면 대부분 속근에서 생긴 것이다.

운동 능력은 성별 차가 아닌 개인차

대부분 여성과 남성의 체격 차이에 주목하며 여성의 체력이나 힘을 과소평가하는데, 이런 관점은 '성별은 여성과 남성 둘뿐이며 그것이 모든 걸 결정한다'고 여기는 편협함을 가진다. 이것은 사실보다는 미신에 가깝다. 여성과 남성 모두 근섬유에서 지근의 비율이 45~55퍼센트이고, 속근의 구성비도 비슷하지만 구성비의 개인차가 존재한다. 태어나면서부터 갖게 되는 개인의 근섬유 구성비는 골격근의 기능과 운동 능력에 큰 영향을 미친다. 유전에 의해 출생 전이나 출생 초기에 대부분 결정되는 근섬유 구성비는

후천적인 노력으로 바꾸기 어렵다. 다만 어떤 근섬유라도 적절한 운동으로 기능을 향상시킬 수는 있다. 이는 같은 성性 안에서 구조적인 특성 차이가 성별 차이만큼 클 수도 있다는 의미이기도 하다. 사람에 따라 각기 다른 유전적 구성체genetic makeup를 가지고 있기 때문에 같은 운동을 하더라도 반응 속도와 적응 결과 역시 저마다 다르다. 모든 운동 수강생이 똑같은 운동 프로그램에 참여하더라도 어떤 사람은 다른 사람들보다 더 빨리 적응해 더 크게 체력을 기를 수 있다.

체격의 차이는 작은 여성과 큰 여성 사이에서도 나타나며 인종에 따른 차이도 무시하지 못한다. 그리고 근력을 체중이나 제지방량(lean body mass, 체중에서 지방을 제외한 무게)을 고려해 계산한다면 성별 차이는 더욱 감소한다. 이는 모두 사실이나 여성과 남성의 차이가 존재하지 않는다고 주장하는 것은 아니다.(사실 이를 논하기 전에 어디까지를 여성과 남성으로 상정할 것인지에 대한 논의가 선행되어야 한다고 생각한다. 이 글에서 여성과 남성 두 성별에만 주목하는 것은 저자의 부족함으로 인한 것이다. 추후에는 여성과 남성뿐 아니라 '다양한 성性과 운동'을 이야기하는 책들도 나올 것이라 기대한다.) 핵심은 '여성과 남성의 몸에는 많은 차이가 존재하지만 차이점보다는 비슷한 점이 더 많다'는 점을 이해하며, '차이가 차별이 되지 않게' 하는 것이다. 성별과 관계없이 모두에게 전 생애에 걸쳐 적극적 신체 활동과 스포츠에 참여할 수 있는 기회를 동등하게 주어야 한다. 활발하고 규칙적으로 움직이며 땀을 흠뻑 흘리기를 기대하는 것 역시 성별에 따라 차등을 두지 않아야 함을 말한다.

지금도 떠올리면 안타까운 기억이 하나 있다. 몇 년 전 수강생 중에 선하라는 초등학생 아이가 있었다. 선하는 운동을 잘하고 체육 시간을 좋아하는 소녀였다. 자기는 6학년이 되면 꼭 학교 대표로 배드민턴 시합에 나가고 싶다면서 4학년 때부터 거의 매일 방과 후에 배드민턴 동아리에서 열심히 연습을 했다. 체육 선생님들의 추천으로 몇 번 대회에 나가 입상을 하며 6학년이 되었을 때는 원하던 학교 대표가 될 수 있었다. 하지만 그해 배드민턴 전국대회에서는 초등학생 여자 선수의 인원이 부족하다는 이유로 아예 여학생 대회를 개최하지 않는다고 통보했다. 몇 년 동안 그날을 기다리며 연습했던 선하는 몹시 실망할 수밖에 없었다. 어떻게 해서라도 여학생들이 대회에서 자신의 기량을 펼쳐 보일 수 있게끔 대회 차원에서 신경을 써주었으면 좋았을 텐데 하는 아쉬움이 크다.

체력을 기르고 싶다면 플랭크보다 스쿼트를

골격근은 크기에 따라 대근육과 소근육으로 나뉜다. 우리 몸의 주요 대근육군은 하체, 등, 가슴 근육이다. 이 중 하체 근육은 골격근의 절반을 차지하며 나이가 들수록 더욱 중요해진다. 일반적으로 성별에 따른 근력 차이가 가장 적게 나타나는 부위도 하체다. 등 근육은 상체가 앞으로 구부정해지지 않게 뒤에서 어깨를 잡아주며 허리가 굽지 않도록 척추를 지지한다. 가슴 근육은 몸의 정면에 위치하고 잘 발달된 등 근육과 조화를 이루었을 때 균형 잡힌 몸으로 보이게 한다. 하체나 등에 비해 가슴 근육은 기능 면에서 중요성이 낮다고는 하지만 여성에게 가슴 근육은 특별한 의미를 가지고 있다. 사회의 잘못된 통념으로 여성의 가슴은 성적 코드로서의 '유방'과 모성의 상징인 '젖'으로 표현된다. 젊음과 강인함의 상징인 남성의 가슴과는 대조적이다. 이렇게 고착화된 인식 때문에 많은 여성이 가슴에 근육이 있다는 사실을 모르고 있다. 상체의 큰 근육인 가슴 근육이 튼튼하면 일상생활을 할 때 어깨나 팔꿈치, 손목 관절에 부담이 덜 간다. 특히 미는 동작을 하거나 위팔을 벌릴 때 큰 힘을 낼 수 있다.

주요 소근육군은 팔, 어깨, 복근, 코어 근육이다. 근육 운동을 할 때 소근육군 위주의 운동을 하면 몸이 불균형해지기 쉽다. 팔, 어깨, 복근은 상체의 대근육군인 등, 가슴 근육 운동을 할 때 함께 단련되기 때문에 입문 단계에서는 소근육 운동을 하지 않아도 괜찮다.

종종 다이어트를 하는 분들이 뱃살과 팔뚝 살이 고민이니 복부와 팔 운동법을 알려달라고 하는데, 부위별 운동이 꼭 원하는 부위의 체지방을 감량시켜주지는 않는다. 식이 조절 중이라면 복근이나 팔 운동보다는 체지방 감소에 도움이 되는 하체 근육 운동을 하는 것이 더 낫다. 집에서 틈틈이 근력 운동을 한다는 분들에게 어떤 운동을 하는지 여쭤보면 '플랭크'와 '버피 테스트'를 한다는 분이 많다. 체력과 근력을 기르는 것이 목표라면 스쿼트나 팔굽혀펴기를 하는 것이 좀 더 유익하다. 그 이유는 다음과 같다.

첫째, 움직임이 부족한 보통 사람들에게는 가만히 한 자세로 버티는 플랭크보다 여러 관절을 사용하며 움직일 수 있는 스쿼트, 팔굽혀펴기가 더 건강에 이롭기 때문이다.

둘째, 플랭크와 버피 테스트 모두 허리에 부담을 줄 수 있는 동작들이다. 팔꿈치를 바닥에 대고 하는 플랭크는 체중이 많이 나가거나 요추 전만이 있다면 허리 통증을 유발할 수도 있는 동작이다. 버피 테스트는 몸을 바닥에 완전히 붙이지 않고 마치 엎드려 뻗쳐 자세처럼 발만 뒤로 뺐다가 돌아오는 식으로 진행한다면, 손으로 바닥을 짚고 발을 뒤로 점프해 착지하는 순간 허리에 충격이 가해진다. 몇 번은 괜찮겠지만 만일 몇십 개, 몇백 개를 반복한다면 허리뿐 아니라 손목과 무릎 관절에도 많은 부담을 주게 된다.

셋째, 근육량을 늘리고 싶다면 스쿼트와 팔굽혀펴기가 플랭크에 비해 훨씬 효과적이다. 만일 플랭크, 스쿼트, 팔굽혀펴기, 버피 테스트를 다 할 수 있다면 그렇게 하는 건 좋다.

여러 가지 운동을 할 때는 자신의 운동 목적에 맞는 우선순위

대로 차례를 정해보자. 나라면 팔굽혀펴기와 비슷한 동작이 있는 버피 테스트는 근력 운동을 다 끝내고 어느 정도 휴식 시간을 가진 뒤에 할 것 같기도 하다. 이런 식으로 스스로 만든 운동 루틴이 익숙해지면 새로운 자극을 주는 타이밍과 휴식도 고려한다.

혼자 운동하는 분들이 오랫동안 잘못된 동작으로 오래 운동하다가 다치는 경우가 있다. 부상을 최소화하려면 먼저 자기 몸에 맞는 자세를 찾을 때까지는 코치의 도움을 받거나, 자기만 알 수 있을 정도로 미세하지만 다른 여러 각도에서 동작을 해봐야 한다.

운동 시간 대비 근육량을 가장 많이 늘릴 수 있고 혈액순환을 원활하게 하는 운동을 하고 싶다면, 대근육인 하체 운동을 먼저 하고 남은 시간에 상체의 대근육인 등과 가슴 운동을 한다. 그리고 이들 운동을 다 마친 다음에 남은 에너지로 복근, 팔, 어깨 근육 운동을 하자. 코어 근육은 대근육 운동 전에 활성화하면 좋다. 이에 관해서는 코어 근육 활성화 동작 부분에서 자세히 설명하겠다.

뼈와 관절을 알아야
내 몸이 보인다

나의 몸을 기준으로

여성이라면 뼈의 구조를 잘 알아두는 것이 좋다. 프리 사이즈의 옷이 누군가에겐 전혀 프리하지 않은 것처럼 대중을 위한 운동 기구가 내 몸에는 맞지 않는다고 느껴질 때가 있다. 산책로나 약수터에 있는 철봉의 두께는 손이 작은 사람은 한 손에 다 잡을 수 없을 만큼 두꺼운 경우가 많다. 일반 피트니스 센터에 있는 운동 기구 역시 아직까지는 성인 남성의 신체 크기에 맞춰 설계된 것이 많이 보인다. 자전거도 마찬가지다. 여성의 경우 미리 자기 신체에 맞춰 안장의 높이를 조절하지 않고 장시간 타면 자칫 외음부 자극이 심해 질염이 생길 위험성이 높아진다. 대부분의 자전거는 남성의 신체에 맞춰 설계되어 톱 튜브top tube*의 길이가 다소 긴 편이다. 톱 튜브의 길이가 길어 핸들을 잡을 때 팔을 길게 뻗는 자세를 취하면 치골이 안장을 압박하며 외음부 부상을 입을 수도 있다. 자전거를 타기 전에 안장 앞부분을 수평보다 살짝 낮게 조절하거나, 전립선을 보호하기 위해 안장 가운데를 깊이 판 남성용 안장 말고 좀 더 넓고 푹신한 재질의 여성용 안장을 고르는 것이 좋다.

미국에서는 30여 년 전부터 여성의 특성을 고려하지 않고 설계하는 운동 기구와 운동 프로그램의 문제를 해결하고자 새로운 콘셉트의 운동 센터를 열어 성공한 사례도 있다. 우리나라에도 여러 개의 지점이 있는 여성 전용 30분 순환 운동 센터 '커브스'는 게리 헤이븐과 다이앤 헤이븐 부부가 1992년 미국 텍사스주 할린전에서 시작했다. 이들은 여성의 신체적 특징을 고려한 운동 프로그램과 운동 기구를 설계하고 남자가 없고(no man), 화장을 하지 않고(no make up), 거울이 없는(no mirror) 콘셉트를 내세우며 크게 성공했다. 5킬로그램 단위로 쪼갠 쇳덩이로 강도를 조절하는 기구가 아닌 속도와 횟수로 섬세하게 운동 강도를 조절할 수 있는 유압식 운동 기구, 여성의 손 크기에 맞는 손잡이가 달린 운동 기구를 배치했다. 뿐만 아니라 다른 사람들과 즐겁게 운동할 수 있도

---

* 자전거 프레임의 가장 위쪽에 위치한 튜브. 핸들과 안장 사이 프레임을 말한다.

록 다양한 이벤트를 열고, 거울에 비치는 자기 몸을 의식하거나 남성의 눈에 어떻게 보일지 의식하기보다는 자신의 몸을 움직이는 느낌에 좀 더 집중할 수 있도록 거울을 없앤 것이 커브스의 초기 성공 비결이다.

그럼 이제 본격적으로 뼈에 대해 알아보자. 보통 뼈는 단단하고 고정된 조직일 거라 생각하지만 뼈는 쉬지 않고 생성(골형성)과 파괴(골흡수)를 반복하는 역동적인 조직이다. 건강한 뼈는 몸에 가해지는 압박, 굴곡, 비틀림 등 다양한 형태의 자극에 골흡수와 골형성을 반복하며 리모델링을 통해 일정한 강도를 유지한다. 특히 운동할 때 뼈에 가해지는 기계적 자극은 뼈의 리모델링에서 매우 중요한 역할을 한다. 운동 부족과 체중 감소는 골밀도를 감소시키는 반면, 운동은 골형성을 하는 조골세포에 영향을 주어 골밀도를 증진시킨다. 골 부피bone mass와 근육의 질량 사이에는 유의한 관계가 있고, 근육 운동은 근육뿐만 아니라 뼈도 성장시킨다. 하지만 지나친 운동은 좋지 않다. 과도한 운동은 에스트로겐 수치를 낮춰 무월경을 유발하고, 무월경은 뼈 건강을 해치며 피로골절을 유발할 수 있다.

크리스틴 L. 웰스Christine L. Wells는 저서 《여성 체육》에서 성별 간 신체 크기나 모양의 구조적 차이는 아래 3가지 이유로 생각해볼 수 있다고 말했다.

1. 유아기 또는 청소년기 같은 특정한 성장 발달 단계에서의 각기 다른 성장 속도.
2. 모든 성장 과정에서의 각기 다른 성장 속도.(예를 들면 출생 전후.)
3. 각기 다른 호르몬 분비에 의한 직접적인 결과나 목표 기관* 반응 차이.(예를 들면 성적 성숙과 2차 성징의 발달.)

청소년기 여자아이들은 남자아이들보다 2년 정도 뼈의 골화 (ossification, 긴뼈의 내부에 무기질이 저장되는 과정을 말한다)가 앞선다. 골화가 진행되면 뼈가 단단해지고 성장판의 윗부분과 아랫부분이 합쳐지며 성장이 완료된다. 여자아이들의 골화가 빠른 이유는 여성호르몬이 장골 성장판의 합체를 앞당기기 때문이다. 보통 여자는 18세, 남자는 21~23세 정도에 골화가 완료된다. 초경을 늦게 시작하는 소녀는 골격 성장 기회가 더 길다. — 나는 초경을 중학교 3학년에 시작해 키가 늦게 큰 편이다. 중학교 2학년 때는 키가 145센티미터였다가 고등학교 때 160~162센티미터 정도로 컸고, 나머지 3~5센티미터는 운동을 본격적으로 시작한 20대 초반에 자랐다. — 남자아이의 경우 사춘기가 시작되고 끝나는 시

---

* 호르몬이 그 영향을 발휘하는 기관.

기가 여자아이보다 늦다. 이는 성적으로 성숙하기 전에 성장호르몬의 영향을 받는 기간이 더 길다는 것을 의미한다. 성장호르몬에 노출되는 기간이 길어지는 만큼 키가 더 클 수 있다. 참고로 청소년기 이전에는 여자아이와 남자아이의 평균 다리 길이는 차이가 없다. 사춘기를 지나며 키 차이가 나기 시작하는데, 이는 다리 길이의 차이이지 몸통 길이의 차이가 아니다.

성별에 따른 모양과 구조의 차이가 많이 연구된 부위 중 하나는 골반이다. 2개의 장골과 천골 등 3개의 뼈로 이루어진 골반은 내장 기관을 지지하고, 상체와 하체를 연결하며, 성적 즐거움을 제공하고, 누군가에게는 다음 세대에 유전자를 물려주는 역할도 한다. 흔히 "여성의 골반이 남성보다 크다"고 이야기하는데, 실제로는 출산 시 신생아의 머리가 통과해야 하는 골반의 안쪽 둘레 크기 외에는 남성의 골반이 더 크다. 그리고 인체의 다른 골격 부위와 마찬가지로 여성과 남성의 골반 차이만큼 같은 여성이라도 골반의 크기와 형태가 많이 다르다.

언제나 나에게 많은 영감을 주는 생체역학자 케이티 보우만Katy Bowman은 2013년 오로지 인력으로 세계 일주를 한 최초의 인물로 기네스에 등재된 여성이다. 그녀는 걷기, 자전거나 인라인스케이트 타기로 육지를 가로지르고 카약을 타고, 수영을 해서 대양과 강, 바다를 건너 4만 6505마일을 13년 동안 여행했다. 그녀가 쓴 책《무브 유어 DNA》에서 한 챕터를 할애한 신체 부위는 골반뿐이다. 그녀는 골반이 다른 신체 부위들과 어떻게 유기적으로 연결되고 통합되는지를 중요하게 다루며, 골반 문제의 대다수가 잘못된 골반 위치에서 발생한다는 점을 지적했다. 나에게 운동 상담을 하러 오는 사람 중에도 "제가 골반이 삐뚤어졌다고 하더라고요", "골반 교정 운동을 해야 할 것 같아서…"라고 말하는 분이 많다. 하지만 인간의 몸은 가만히 있을 수 없고 움직이지 않으면 문제가 생긴다. 골반은 완벽하게 중심을 잡고 벽에 박혀 액자를 지탱하는 못이 아니다. 골반의 중립적인 위치란 걷거나 달릴 때 가해지는 엄청난 고관절 신전 부하를 견디고, 고관절의 가동성을 최대로 유지하면서 내장 기관을 든든하게 받쳐주며 고관절과 무릎, 발목의 정렬을 바로잡아줄 수 있는 위치다. 골반은 우리가 역동적으로 움직일 때는 다리의 가동 범위를 최대로 사용할 수 있게 하고, 가만히 서 있을 때는 허벅지와 무릎 어느 한 부분에 힘이 쏠리지 않도록 무게 중심을 잡아주는 안정성을 제공해야 한다. 오랜 시간 의자에 앉아 있어 몸의 앞뒤 근육이 불균형하다면 골반의 중립 자세를 취하기 어려우므로 처음에는 코치의 도움을 받으며 교정을 해나가는 것이 좋다. 골반이 중립 자세를 잡지 못하는 문제는 성별과 관계없이 모두에게 흔하게 나타나므로 자연스러운 보행과 스쿼트, 스트레칭 방법을 알아두자.

뼈 건강은 지금부터

뼈는 매우 강하기 때문에 다른 조직에 비해 운동하다 다칠 확률이 낮으나 골다공증이 있다면 쉽게 부러질 수 있다. 골다공증은 몸의 한 부위가 아니라 전신에 나타나는 질환으로 뼈에 마치 구멍이 숭숭 뚫리는 것처럼 골량이 줄어들고, 뼈의 미세한 구조에 장애가 발생해 부러지기 쉬운 상태가 된다.

처음으로 골다공증이 무섭다고 느낀 건 어머니의 지인께서 겪은 일에 대해 들었을 때다. 당시 50대 초중반의 나이에 골다공증이 있던 그분은 어느 날 마트에서 장을 보고 나오는 길에 넘어지는 사고를 당했다. 카트를 끌고 주차된 차로 걸어가다 미처 발아래 주차 방지 턱을 발견하지 못하고 걸려 넘어진 것이다. 보통 사람들 같으면 무릎에 찰과상이나 멍이 좀 드는 정도로 끝날 사고였지만, 그분은 발목뼈가 여러 갈래로 골절되어 몇 개의 철심을 박는 수술을 받아야만 했다.

이렇게 골다공증이 심한 분들은 안마 의자나 폼롤러 같은 마사지 도구를 사용할 때도 매우 주의해야 한다. 특히 저체중에 골다공증이 있다면 쿠션 역할을 하는 피하지방이 부족해 안마 도구가 뼈를 바로 타격할 경우 자칫 미세 골절이 발생할 수도 있다. 예전에 운동 경험이 없고 저체중인 데다 몸에 골다공증을 비롯한 여러 질환과 통증이 있는 분에게 폼롤러 마사지를 알려드리다 갈비뼈 연골을 다치게 한 적이 있다. 원래 갈비뼈와 요추처럼 뼈가 튀어나온 부분은 폼롤러를 사용할 때 더욱 주의해야 하고, 저체중에 골다공증이 있는 경우에는 세심하게 접근해야 했는데 그러지 못한 것이다. 지금도 그분에게 무척 죄송한 마음이 든다. 그 일을 겪은 후 폼롤러를 처음 접하는 수강생에게는 반드시 그 부위를 마사지할 때 부상의 위험성도 있다는 설명을 하고 지도한다.

일반적으로 골다공증은 중년 이후의 질환이라고 여기지만 꼭 그렇지만은 않다. 골밀도가 가장 높은 시기인 20~30대에도 음식 섭취를 지나치게 제한하는 다이어트로 영양 섭취가 부족해지거나 햇빛을 잘 쐬지 못해 비타민 D가 부족해지면 골다공증이 발생할 위험이 높아진다. 운동을 업으로 삼고 있는 나 역시 20대 초반의 건강하지 못한 다이어트와 운동 습관으로 인해 20대 후반에 '골감소증' 진단을 받았다. 뼈를 비롯한 전체적인 건강을 위한 운동보다는 킥이나 펀치 훈련처럼 특정 움직임을 잘하기 위한 운동과 정해진 시간 내에 많은 횟수를 반복하는 근력 운동을 주로 했기 때문이다. 또한 스무 살부터 서른 살까지 2개의 대학을 졸업하고 3년 반 동안 석사 과정을 밟느라 책상에 앉아 있는 시간이 많다 보니, 시간을 내서 운동할 때는 한풀이하듯 그간 하지 못했던 운동을 몰아서 하는 등 유익하지 않은 운동 습관을 가졌었다. 대학에서 체육을, 대학원에서 운동생리학을 전공했음에도 운동의 중요성에 이론적으로만 접근했지 그 시간에 나가서 제대로 운동하지는 못했다. 나처럼 중고등학교 때부터 20대, 그 이후에 이르기까지 건강을 위한 운동을 하지 못했거나 신체 활동량이 부족한 채로 지내는 사람이 많을 것이다.

건강보험심사평가원에 따르면 국내 골다공증 환자는 2007년 53만 5000명에서 2011년 77만 3000명으로 4년 사이 약 24만 명(44.3퍼센트)이 증가했고, 국민건강보험공단의 건강보험 진료비 지급 자료에 따르면 골다공증(질병 코드 M80~82)으로 진료를 받은 사람은 2008년 61만 4000명에서 2013년 80만 7000명으로 크게 늘었다. 골다공증으로 인한 건강보험 진료비도 1404억 원에서 1738억 원으로 23.8퍼센트 증가했다. 진료 인원은 여성이 남성의 13.4배로 2013년 여성 진료 인원은 75만 1000명, 남성은 5만 6000명이었다. 남성이라고 해서 골다공증의 위험이 없는 것은 아니다. 2018년 〈미국 남성 건강 저널American Journal of Men's Health〉에 실린 서울성모병원 김경수·여의도성모병원 김민희 가정의학과 교수팀의 연구에서는 복부 비만이 있는 20대 남성은 그렇지 않은 남성보다 골다공증에 걸릴 위험이 5.53배 높다는 결과가 나왔다. 골대사가 활발히 일어나는 20대에 비만과 같은 대사 이상 상태가 되면 비만 세포에서 분비되는 염증성 물질이 뼈세포에 좋지 않은 영향을 주기 때문으로 보인다고. 그러니 비만한 젊은 남성도 골다공증 발병 위험에 경각심을 가져야겠다.

그렇다면 골다공증 예방 혹은 골감소증이나 골다공증이 있는 경우 치료를 위해서는 어떻게 운동을 해야 할까? 먼저 충분한 칼슘 섭취와 적절한 운동이 함께 이루어지는 것이 제일 중요하다. 운동할 때 주의할 점은 '예방'에 좋은 운동과 '치료 및 개선'에 좋은 운동의 종류와 형태가 다를 수 있다는 것이다. 예를 들어 줄넘기는 뼈를 강하게 해주어 골다공증 예방에 좋은 운동이지만, 이미 골다공증이 발병한 사람에게는 위험한 운동일 수 있다. 따라서 골다공증이 있는 사람은 운동 전문가의 지도 아래 자신의 체력 수준에 맞게 설계된 운동 프로그램에 참여하는 것이 안전하다.

참고로 의료협동조합에서 운동처방사로 일한 2013년부터 2018년까지 평균 연령 75세인 여성을 대상으로 노년 근력 운동 및 셀프 마사지 프로그램을 진행했는데, 이때 적용한 운동 프로그램은 눕거나 앉아서 할 수 있는 근력 운동이 많았다. 그래서 저항밴드와 폼롤러를 활용해 좀 더 역동적이면서 재미를 느낄 수 있게 구성했다. 골다공증의 위험성이 높은 참가자들로 구성된 운동 수업에서는 허리를 과도하게 꺾거나 젖히거나 비트는 동작, 한 발이 먼저 착지하는 점프 동작은 제외하고 시작하는 것이 안전하다. 점차 운동이 익숙해지면 조심스럽게 안전한 범위를 확인해가며 동작을 시도한다.

수영은 물의 부력을 이용해 몸을 지탱하기 때문에 골밀도 손실 예방 효과는 크지 않다. 뼈 건강을 위한 운동을 시작할 때는 유산소 운동 능력, 근력, 평형성, 유연성, 반응 시간, 걸음걸이 항목을 체력 검사에 포함시키고, 골밀도 검사를 추가한다. 그리고 몇 년 동안 수영을 한 사람들은 어깨 관절 부상 위험이 높아지니 이를 예방할 수 있는 보강 운동을 하는 것이 좋다. 예를 들어 자유형에서 한쪽으로만 고개를 돌리고 숨을 내쉬는 동작을 몇 년씩 반복하면, 고개를 물속에 넣은 상태에서 돌리는 쪽의 어깨 관절에 통증이 발생할 수 있으므로 숨을 내쉬는 방향을 양쪽으로 번갈아가면서 실시하는 식으로 말이다.

사람마다 다른 관절의 모양과 특성

나는 손가락, 팔꿈치, 무릎 등 모든 관절이 과도하게 꺾이는 과신전hyperextension 관절을 가지고 있다. 팔꿈치를 다 펴면 바깥으로 휘는 것처럼 꺾이고, 무릎을 다 펴면 무릎뼈가 뒤로 들어가는 젖힌 무릎, 반장슬back knee이 있다. 이런 신체적 특징을 가진 사람이 무거운 기구를 다루는 운동을 할 때는 다른 사람들보다 더 신경을 써야 하는 부분이 있다. 그러나 나처럼 과신전의 특징을 가진 사람은 많은데 그에 맞는 트레이닝은 상대적으로 많이 알려지지 않은 상태다.

예전에 크로스핏 그룹 수업에서 머리 위로 바벨을 들어 올리는 동작을 할 때였다. 코치님이 팔꿈치를 다 펴고 어깨를 으쓱하는 동작으로 바벨을 받쳐야 한다고 하기에 "저는 팔꿈치를 다 펴면 팔이 바깥쪽으로 휘는데 어떻게 해야 할까요?"라고 물었다. 그때 코치님은 팔꿈치를 완전히 펴지 말고 이두근에 힘을 주어 고정시키라고 했지만 그게 어떤 느낌인지 바로 이해하기 어려웠던 기억이 있다. 팔굽혀펴기나 머리 위로 기구를 들어 올리는 동작을 할 때 과신전이 되는 팔꿈치가 꽤 신경 쓰였다. 과신전이 있는 팔꿈치와 무릎을 가진 나와 같은 사람은 매트를 깔고 네발로 기는 자세를 한 뒤, 팔꿈치 위쪽 팔과 아래쪽 팔 그리고 손바닥을 근육으로 체중을 지탱할 수 있는 각도로 조정하는 연습부터 해야 한다. 나는 이 사실을 시간이 꽤 지난 후에 알았다. 자신의 관절이 어떤 특성을 가지고 있는지 알기 위해서라도 여러 가지 방법으로 안전한 범위에서 각도와 방향을 달리하며 움직여보는 것이 좋다.

골반의 기울기는 요추와 척추 같은 허리 관절에 영향을 준다. 출산과 비만으로 인해 복부가 앞으로 나오면 골반을 심하게 기울게 만들어 허리 통증이 발생할 가능성이 높다. 보통 여성이 남성보다 자주 만성적인 허리 통증으로 고통받는 것으로 알려져 있다. 임신, 출산과 관련되지 않은 허리 통증은 부상 또는 올바르지 않은 자세, 움직임 부족 때문인 경우가 많다. 또 남성보다 여성에게서 무릎이 안으로 향하는 외반슬knock-knee이 더 많이 나타나는 이유는 허벅지 뼈가 골반 관절구에 끼워지는 형태 때문이다. 여성의 골반이 좀 더 넓고 허벅지 뼈의 길이가 짧기 때문에 골반과 허벅지 뼈 사이의 각도가 좁아지고, 이는 무릎 사이를 좁히는 결과를 초래한다. 골반이 넓을수록 달리기를 할 때 골반의 좌우 움직임이 더 커지고, 엉덩이와 부딪치지 않기 위해 팔이 더 바깥쪽으로 벌어진다. 이로 인해 바닥에 착지할 때 발목의 불안정성이 커질 수 있고, 이런 불안정성으로 인해 무릎과 발목, 골반에 부상을 입을 확률이 높아지기도 한다. 이런 부상을 예방하기 위해서는 하체의 뿌리에 해당하는 엉덩이 근육을 강화하는 근력 운동을 병행하는 것이 좋다.

만약 관절염이 있다면 움직일 때 통증이 나타나 운동을 꺼리게 된다. 하지만 계속 움직이지 않으면 오히려 증세를 악화시키는 원인이 되므로 적절한 수준에서 지속적으로 운동을 하는 것이 좋다. 가장 흔히 나타나는 관절염은 골 관절염과 류머티즘 관절염이다. 하지만 관절염의 양상은 매우 다양하고 복잡하기 때문에 운동 프로그램을 세심하게 설계하고, 트레이너와 끊임없이 소통하며 피드백을 받으면서 보완해야 한다. 또한 단순히 관절을 구부렸다 펴는 동작을 반복하는 것이 아니라 재미와 새로운 경험을 제공해 일상에 활력을 불어넣을 수 있도록 프로그램을 구성하는 것이 좋다. 안전을 위해 운동을 시작하기 전에 심폐 능력, 신경근 상태, 유연성, 가동 범위 등을 검사하고 관절염 환자의 운동 처방 지침과 단계를 준수하며 운동하는 것도 중요하다.

얼마 전부터 나와 운동을 시작한 분은 류머티즘 관절염으로 손가락에 변형이 생겨 덤벨이나 바벨, 철봉 같은 기구를 이용해 운동을 하는 게 어려워졌다. 그래서 이지 바벨이나 기구에 밴드를 걸어 무게를 손으로 든 것과 비슷한 효과를 낼 수 있는 운동을 하고 있다. 이렇듯 사람마다 관절의 특성이 다르다는 것을 염두에 두고 운동을 해야 한다. 적절한 방식의 운동은 모두에게 효과적이다. 과신전 관절을 가진 나는 일상생활에서 허리나 무릎이 너무 과신전되지 않는 상태로 앉거나 서는 연습을 하고, 무거운 기구를 드는 동작을 할 때도 관절의 중립을 유지할 수 있는 정도에서 운동을 하고 있다.

월경은
운동의 장애물이 아니다

월경이 운동 효과나 기록에 영향을 미칠까?

예전에는 여성들이 스포츠에 참여하는 걸 반대하는 이유로 운동이 여성의 생식기관에 해를 끼치기 때문이라고 주장하는 경우가 많았다. 거의 최근까지도 IOCInternational Olympic Committee 위원들은 스포츠가 여성의 임신, 출산 능력에 해를 끼칠 것이라는 믿음을 가지고 있었다. 하지만 이를 보기 좋게 뒤집는 연구 결과들이 속속 발표되면서 이제는 운동이 여성에게 해롭기보다는 이로우며, 월경이 경기력에 거의 영향을 미치지 않는다는 것도 많은 사람이 알게 되었다. 그러나 지금도 인터넷에 '월경 중 운동'을 검색하면 월경 기간 중에는 운동을 하면 좋지 않다느니, 어떤 운동은 치명적이라느니 하며 겁을 주는 미신들을 퍼뜨리는, 출처도 없는 글들이 마치 사실처럼 나열되어 있다. 월경 중에는 하체 운동을 하면 안 된다는 말도 안 되는 글도 있었다. 운동에 관한 지식이 조금만 있어도 이런 글이 잘못된 정보임을 알 것이라 생각했으나 "좋은 정보를 알려줘서 감사하다"는 댓글이 여럿 보여 마음이 착잡했다.

월경 전후와 월경 기간의 에스트로겐과 프로게스테론 분비량의 차이에 따라 주기별로 트레이닝 전략을 설정하라는 글도 많이 보였다. 월경 주기별로 근력 운동과 유산소 운동의 비율과 강도를 조절하라는 요지다. 예를 들면 월경 시작 후 2주는 고중량, 고강도 운동을 하고, 배란일 후 2주는 적당한 강도의 유산소 운동을 하라는 것이다. 이렇게 우리 몸은 호르몬의 지배를 받기 때문에 월경 주기에 따라 트레이닝의 전략을 다르게 짜야 한다는 의견은 월경 자체를 제약으로 여기지 말라는 긍정적인 의미를 담고 있다. 하지만 한편으론 실제로 여성이 호르몬에 완전히 의존적이라는 믿음을 심어준다.

또 어떤 책에서는 개인 트레이너라면 반드시 월경 전 배란기, 월경기, 월경 후 기간을 고려한 효과적 운동 방법을 안내하는 것이 마땅하다는 주장을 한다. 이 역시 월경 전후와 월경 기간에 분비되는 호르몬에 따라 몸이 달라지니 그에 맞는 효과적인 운동이 따로 있을 거라는 신념을 전제로 한다. 하지만 이런 신념은 출생

부터 성장, 초경부터 완경, 월경 주기에 이르는 모든 자연적인 몸의 변화를 소위 의료·건강 전문가의 조치나 조언이 필요한, 불완전하고 변화가 요동치는 불안한 상태로 전락시킨다. 여성들은 오랫동안 '약하고, 감정적이고, 재생산 기관의 기능에 완전히 둘러싸인 존재, 호르몬 분비에 좌우되는 존재'로 엘리트 남성에 의해 특성화되어 온 역사가 있다'는 사실을 기억해야 한다.

지금도 여성호르몬이 신체 능력뿐 아니라 인지 능력도 좌지우지한다고 믿는 사람이 많다. 신경과학자 사라 매케이Sarah McKay는 그의 책《여자, 뇌, 호르몬: 뇌와 호르몬이 여자에게 말해주는 것들》에서 호르몬은 우리의 인지 능력과 지능을 좌지우지하지 못한다고 단언했다. 그는 지금까지 IQ와 월경 주기의 연관성을 제대로 조사한 연구를 한 건도 찾아내지 못했으며, 세상에는 자신들에게 여성의 지능이 낮다는 사실을 입증할 권리가 있는 것처럼 행동하는 사람도 있다고 말했다. 그리고 그런 사람 가운데 여성은 한 명도 없다는 말도 덧붙였다.

사실 여성호르몬이 급격히 변화하는 때는 월경 전후보다 초경 전후와 완경기다. 강남세란의원 김수연 원장은《통증 제로 홈트: 신체 나이 10살 젊어지는 부위별 스트레칭》에서 "초경 전후와 완경기에는 극심한 호르몬의 변화로 인해 몸도 변화를 겪는다"며,

---

• Hubbard, R. (1990). The politics of women's biology. New Brunswick and London: Rutgers University Press.

"완경기에는 여성호르몬의 양이 급격히 줄지 않도록 조절해줄 필요가 있으며, 이를 위해 근육 운동이 필수"라고 했다. 운동은 모든 호르몬의 양을 조절해 몸에 활력을 주기 때문이다.

또 어떤 운동선수에게는 월경을 하는 것보다 무월경 증상이 나타나는 것이 더 문제다. 스포츠와 트레이닝에 참여해 소모하는 열량보다 섭취하는 열량이 더 적어지면 체내 에너지 결핍 현상이 나타난다. 이 현상이 계속될 경우 월경 장애(무월경), 골밀도 저하가 동반되어 나타나는 증상을 여자 운동선수 3징후(Female Athlete Triad; FAT)[*]라 한다. 주로 외모가 중시되는 무용, 피겨스케이팅, 체조, 다이빙 등 예술·스포츠 분야 선수와 장거리 육상선수에게서 자주 발생한다. 체중 감량에 대한 압박으로 음식을 지나치게 적게 섭취하면 영양 부족 상태가 계속되고, 이는 에스트로겐과 같은 생식호르몬 생산에 직접적인 영향을 미친다. 에스트로겐은 뼈 발달에 중요한 역할을 하기 때문에 에스트로겐이 부족해지면 골밀도가 감소해 부상을 당할 위험이 커진다. 한국스포츠정책과학원 박수현 연구위원은 FAT 예방을 위해 훈련이나 경기 중 꼭 적절한 양의 음식을 먹어야 하며, 선수들은 자신의 월경 주기를 꼼꼼히 확인하고 기록해야 한다[**]고 했다.

* Nattiv A, Loucks AB, Manore MM, et al. American College of Sports Medicine position stand. The female athlete triad. Med Sci Sports Exerc 2007;39:1867~1882.
** 박수현(2020). 여자 운동선수 3징후(Female Athlete Triad; FAT). 한국스포츠정책과학원. 〈스포츠과학〉 152호. 42~49p.

출처도 없이 인터넷에서 월경 중 운동에 대해 공포심과 편견을 조장하며 떠다니는 글은 차치하고라도, 연구 결과를 그럴듯하게 가공해 월경 중 고강도 트레이닝을 하라는 글, 월경 중 운동은 이러저러해야 한다는 식으로 자신이 생각하는 이상적 관념을 설파하는 글들이 분별없이 퍼져 우려된다. 호르몬이 우리 몸을 강력하게 지배한다는 신념을 더욱 강화하고 퍼뜨리기 때문이다. 즉, 사람들이 운동 중에 느끼는 몸의 변화나 경기력의 차이 등 모든 결과의 원인이 호르몬이라고 생각할 위험성이 높아질 수 있다는 것이다. 1930년부터 최근까지 시행한 많은 연구에서 월경과 운동 능력 간 연관성은 거의 없다는 것이 증명되었지만, 여전히 많은 선수가 월경이 경기력에 부정적인 영향을 미친다고 믿는 것처럼 말이다. 하지만 월경 기간에 따라 체온과 체중 변화가 있을 수 있다는 사실이 평소의 훈련량만큼 경기력에 필연적인 변화를 만들어내지는 않는다. 우리는 우리의 신념에 따라 좌우되지, 호르몬에 의해 좌우되지 않는다.

오래전이긴 하지만 1976년 마틴의 연구[*]와 1982년 스티븐슨, 콜카 그리고 윌커슨의 연구[**]는 월경 주기가 경기력에 영향을 주

* Martin, F.L. (1976). Effects of the menstrual cycle on metabolic and cardiorespiratory responses. Unpublished doctoral dissertation, Ohio State University, Columbus.
** Stephenson, L.A., Kolka, M.A., & Wilkerson, J.E (1982a). Metabolic and thermoregulatory response to exercise during the human menstrual cycle. Medicine and Science in Sports and Exercise, 14, 270~275.

지 않다는 것을 증명한 연구들로 많이 인용되었다. 1976년 마틴은 월경 주기를 월경 3일째, 월경 후 13일째, 배란 후 7일째 이렇게 3단계로 나눠 오하이오 주립대학교 운동부 여자 선수 8명과 선수가 아닌 여성 9명의 신진대사와 심폐기관의 반응을 비교했다. 그리고 "3단계의 월경 주기 동안 주기적 변화가 최대 운동 능력에 미치는 영향은 거의 없다고 보는 것이 합리적일 것"이라는 결론을 내렸다. 또 1982년 스티븐슨 등은 6명의 여성을 대상으로 월경 주기의 2일, 8일, 14일, 20일, 26일째마다 자전거 에르고미터로 피검자들이 탈진할 때까지 운동을 시킨 뒤 결과를 비교했다. 이들 역시 "비교적 훈련에 단련된 여성의 월경 주기는 휴식 상태부터 최대 강도 운동까지 전반적인 신진대사 범위의 에너지 생성 과정에 영향을 미치지 않으며, 심장 혈관과 호흡기 계통의 기능 역시 정상적인 월경 주기 동안 일어나는 생리적 변화에 의해 달라지지 않는다"고 했다.

영국 스포츠 관련 기관, 스포트 잉글랜드Sport England에서 여성의 스포츠 참여를 독려하기 위해 만든 '디스 걸 캔This Girl Can' 캠페인의 '미 어게인, 어게인Me Again, Again' 영상을 보면 몸이 다양한 여성들이 등장한다. 그들은 각자 자기의 자리에서 몸을 움직인다. 발이 없어도 물속에서 자유롭게 수영하거나 달리다 말고 벤치에 앉아 수유를 하고, 월경 중에 운동하는 모습을 보면 장애인이라서, 아기 엄마라서, 월경 중이라서 운동을 할 수 있느냐 없느냐가 아니라 운동을 한다면 어떤 지원이 더 필요한지, 어떻게 해야 더 안전하고 재밌을지를 먼저 생각하게 된다. 그러므로 월경 자체를 '특별한' 트레이닝이 필요한 상태라고 인식해 고민에 빠지지 않아도 된다. 월경을 하든 안 하든 평상시와 다름없이 하고 싶은 대로 운동하면 되고 대회에 나가면 된다. 다만 월경으로 인해 발생하는 불편함, 예를 들어 누웠다 일어나는 동작을 반복해야 하거나 누운 상태에서 머물러야 하거나 월경통이 있다면, 그에 맞춰 트레이닝 방법을 다르게 설정해보자.

월경 중에 운동할 때는 샐 염려가 있는 패드형 생리대보다는 탐폰이나 월경컵 같은 삽입형 생리대를 사용하는 것이 편하다. 위생 팬티를 입는 것도 방법이다. 세탁이 번거롭기는 하지만 쓰레기를 만들지 않고 여러 번 재사용할 수 있고, 일회용 생리대보다 화학 처리가 덜 되어 건강에도 좋다. 양이 많은 날은 삽입형 생리대와 위생 팬티를 동시에 착용하기도 한다.

월경통을 다스리자

월경 자체는 경기력이나 인지 기능에 영향을 미치지 않는다. 그러나 월경통은 다르다. 어떤 사람에게는 일상생활이 곤란할 만큼 괴로운 일이기도 하고, 다리 사이로 흘러나오는 피를 남들이

눈치 채지 못하게 처리해야 하므로 많은 신경을 써야 한다. 나는 운동을 가르치는 일을 하다 보니 피를 펑펑 쏟으면서도 벌러덩 누웠다 일어나고, 다리를 쭉쭉 벌리고, 점프 동작까지 하루에 여러 번 시범을 보여야 하는 날이 부지기수다. 월경전증후군과 월경통으로 하루 이틀은 진통제로 버티기도 한다. 그러면 나와 비슷한 고충을 겪는 사람은 어떻게 해야 할까?

월경과 관련된 불편감은 월경전증후군PMS, 생리통을 포함한 월경곤란증dysmenorrhea이 있다. 흔히 '생리통'이라고 하는 월경곤란증은 보통 월경 시작 몇 시간 전이나 월경 직후부터 발생해 2, 3일 정도 지속된다. 효과가 있다면 진통제를 먹어도 좋다고 생각한다. 그러나 진통제는 일시적이고, 과다 복용하거나 장기적으로 복용하면 부작용이 나타날 수 있다는 점도 간과하면 안 된다. 약물을 사용하지 않아 부작용이 없으며 효과적이고 지속 가능한 생리통 완화 요법으로는 호흡 명상, 마사지, 온열요법, 가벼운 스트레칭 등이 있다.

첫 번째, 호흡은 내 몸에 주는 신호다. 빠르고 짧은 호흡은 근육을 긴장시키고 심장 박동 수를 높여 민첩하게 움직일 수 있게 하는 동시에 불안과 예민함도 높인다. 반면 길고 느린 호흡은 몸을 이완시키고 심장 박동 수를 낮춰 편안함과 안정감을 느끼게 한다. 호흡 명상은 다양한 방법으로 할 수 있다. 나는 주로 통증이 느껴지는 곳에 손을 올려놓고 눈을 감은 뒤 코로 숨을 들이마시면서 복부를 확장하며 깊이 호흡한다. 코로 숨을 들이마시고 입으로 길게 내쉬는 동작을 10회 이상 반복한다. 이때 치유, 명상, 호흡 등의 키워드로 검색해 나온 음악을 들으며 해보자. 호흡에 집중하는 데 도움이 된다.

두 번째는 마사지다. 마사지는 생리통뿐 아니라 일상적인 통증을 관리할 수 있는 좋은 방법이다. 손바닥을 이용해 치골 바로 위에서 '할머니 손은 약손' 느낌으로 하복부 전체를 부드럽게 원을 그리며 마사지한다. 허리 쪽 요방형근* 마사지도 도움이 된다. 마사지해줄 누군가가 있다면 좋겠지만 그렇지 않다면 폼롤러나 공을 이용한 셀프 마사지 방법을 배워두자. 매우 유용할 것이다.

세 번째는 몸을 따뜻하게 하는 온열요법이다. 2009년경 신촌의 어느 한의원에서 운동처방사로 잠시 일한 적이 있는데, 그때 한의원 원장님은 생리통이 심한 분에게 가장 먼저 배 위에 찜질 팩을 올려놓고 따뜻한 한방차를 마시게 하는 처치를 했다. 몸을 따뜻하게 만들어 몸속 찬 기운을 몰아내는 데는 꿀차, 생강차, 인삼차, 쑥차 등이 좋다. 좌훈요법처럼 질과 항문 주위에 약재를 끓인 따뜻한 증기를 쐬는 방법도 있다. 다만 이런 요법은 한의사와 상의한 후에 시도하는 것이 안전하다.

---

* 허리네모근, Quadratus Lumborum. 요통이 발생하는 대표적인 근육으로 손상되면 똑바로 서서 걷는 기능이 저하된다. 급성으로 통증이 발생하는 경우가 많고, 특히 아침에 일어날 때 심한 통증을 호소한다. 이 책 210쪽에서 요방형근 위치를 확인할 수 있다.

네 번째는 가벼운 스트레칭이다. 월경 중에 하는 골반과 하체 스트레칭도 좋지만, 평소에 혈액순환과 신경계의 흐름을 원활하게 하고 자세 교정에 도움을 주는 스트레칭, 요가, 필라테스와 같은 운동을 하면 더욱 좋다.

다만 이러한 방법들은 개인차가 있으며, 통증이 심하다면 자궁근종 등 질환이 있을 수 있다는 점을 기억하자. 그럴 땐 일시적인 진통제를 복용하기보다는 병원에서 의사에게 진료를 받아보는 것이 더 중요하다.

《엄청나게 시끄럽고 지독하게 위태로운 나의 자궁: 여성, 질병, 통증 그리고 편견에 관하여》의 저자 애비 노먼Abby Norman은 이 책의 첫머리에서 책 제목이 자궁이 없는 독자들에게 배타적으로 비치지 않을까 걱정했다고 말한다. 그는 모든 여성에게 자궁이 있는 게 아니고 자궁이 있다고 해서 다 여성은 아니라고 믿는 만큼, 자궁내막증도 자궁에 국한된 질병이 아니라고 믿는다고 했다.

나 역시 월경이라는 주제와 위 내용들이 어떤 사람에겐 해당되지 않는 이야기일 수 있다는 것을 안다. 다만 월경 자체가 신체 능력에 미치는 영향보다 자신의 컨디션과 감정 모두 월경을 중심으로 설명하려는 노력이 몸과 마음의 상태에 더 큰 영향을 미친다는 이야기를 하고 싶었다. 그러니 월경과 운동에 관한 잘못된 정보로 위축되지 말고 움직이고 싶은 대로, 움직이고 싶은 만큼, 움직일 수 있는 만큼 움직이자!

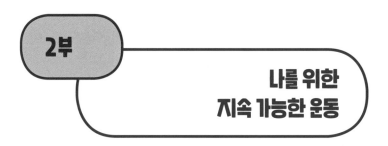

2부

나를 위한
지속 가능한 운동

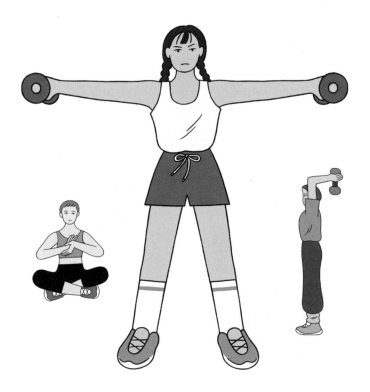

★ 하체 운동 제대로 하기

한 세트에 15회 반복 후 2분간 휴식합니다. 총 3세트를 실시합니다. 비기너라면 처음부터 무리하지 말고 1세트씩만 실시해도 좋습니다.

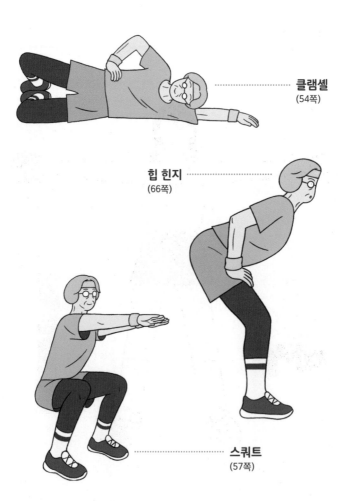

클램셸
(54쪽)

힙 힌지
(66쪽)

스쿼트
(57쪽)

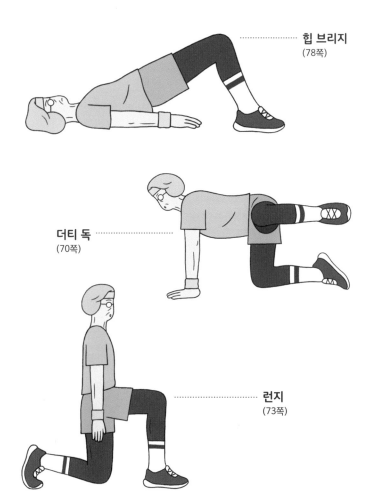

힙 브리지
(78쪽)

더티 독
(70쪽)

런지
(73쪽)

엉덩이 근육을 섬세하게 단련하는
클램셸

클램 운동clam exercise은 스쿼트, 런지 같은 하체 운동을 하기 전에 엉덩이 근육을 활성화시키는 운동이다. 흔히 클램셸clam shell이라고 부르는데, 엉덩이 근육에 힘을 주는 것이 익숙지 않거나 엉덩이 근육이 아닌 허벅지나 다른 근육을 사용하는 습관을 가진 사람들에게 꼭 필요한 하체 운동이다. 스쿼트나 런지를 하거나 걸을 때, 계단을 오르내릴 때 엉덩이 근육이 아닌 다른 근육을 사용하면 무릎이나 허리가 아플 수 있고, 체형이 불균형해지기 때문이다.

엉덩이 근육 중에서도 특히 중둔근(볼기의 중간층을 이루는 근육)은 우리가 걸을 때 골반의 자세를 유지하는 데 중요한 역할을 한다. 우리는 걸을 때 한쪽 다리로 땅을 딛고 다른 한쪽 다리를 공중으로 들어 올리면서 뒤꿈치를 지면에 내딛는 동작을 반복하는데, 이때 중둔근은 골반이 아래로 떨어지지 않게 잡아주는 역할을 한다. 중둔근이 제 기능을 하지 못하면 고관절이 불안정해지며 골반이 심하게 회전하는데, 이때 골반이 무너지는 것을 막기 위해 중둔근 대신 요방형근과 기립근 같은 허리 쪽 근육과 대퇴근막긴장근과 장경인대에 붙는 허벅지 근육, 종아리 근육이 과도하게 긴장한다. 걸을 때 엉덩이가 좌우로 심하게 흔들리거나 무릎과 종아리에 긴장과 통증이 느껴진다면 중둔근 기능 검사를 해보고, 평소에 엉덩이 근육을 섬세하게 단련할 수 있는 클램셸 운동을 하자.

클램셸
clam shell

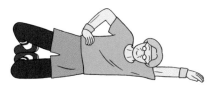

1 매트 위에서 옆으로 누운 뒤, 위에서 내려다봤을 때 등을 구부리거나 허리를 앞으로 꺾고 있지는 않은지 확인한다.

2 머리, 등, 허리, 골반이 최대한 중립 자세를 유지할 수 있게 만든다.

3 몸이 앞으로 숙여지거나 뒤로 돌아가지 않게 한다.

4 고관절은 60도 정도로 구부리고, 무릎 각도는 90도 정도를 만든다.

5 복부에 살짝 긴장을 유지하면서 양발의 뒤꿈치가 떨어지지 않게 하며 천천히 무릎 사이를 벌린다.

6 다리를 내릴 때 양쪽 무릎이 닿아서 힘이 빠지면 운동 효과가 떨어지므로 무릎 사이를 약간 떨어뜨린 상태까지만 내렸다가 다시 올린다.

---

coach's tip

• 발을 머리와 골반이 이어지는 선보다 앞에 두면 둔근을 활성화시키기 좋다. 만일 엉덩이 쪽에 자극이 오지 않는다면 무릎을 좀 더 펴고 발을 엉덩이 아래나 약간 뒤에 위치시키고 동작을 해본다.

• 동작을 할 때 허벅지 뒤쪽이나 무릎 바깥쪽이 뻐근해지는 느낌이 든다면, 둔근이 아닌 대퇴근막긴장근 등 허벅지 쪽 다른 근육을 사용한 것이다. 이때는 클램셸 동작을 멈추고 손이나 마사지 볼로 골반 앞 대퇴근막긴장근* 쪽을 이완시킨 뒤 무릎을 뒤로 당기면서 스트레칭을 하고 다시 시도한다.

• 허리나 등, 옆구리 쪽이 뻐근해진다면 요방형근, 기립근 같은 허리 쪽 근육을 사용한 것이다. 이때도 동작을 멈추고 엉덩이 쪽에 손가락을 대보며 힘이 잘 들어가는지 주의 깊게 살피면서 다시 시도한다.

• 엉덩이 근육인 둔근에 힘을 쓰는 방법을 몰라 몸통을 뒤로 돌리면서 다리를 벌리는 동작을 하는 사람도 많다. 이럴 때는 몸통을 돌리지 않고 다리를 들어 올릴 수 있는 정도까지만 다리를 올렸다 내린다.

• 앞을 때 접히는 골반 쪽 근육. 이 책 210쪽에서 대퇴근막긴장근 위치를 확인할 수 있다.

계단만 올라도 숨이 차다면
스쿼트를 해보자

내가 스쿼트를 처음 배운 곳은 10대 후반 살을 빼기 위해 어머니의 손에 이끌려 등록한 피트니스 센터였다. 근육질의 관장님은 거울 앞에 서서 '발뒤꿈치를 어깨너비보다 조금 좁게 벌리고, 발이 11자 모양이 되게 선 상태에서 무릎이 발끝보다 앞으로 튀어나오지 않게 천천히 엉덩이를 뒤로 빼면서 앉는 법'을 가르쳐주셨다. 태권도와 합기도 도장에서는 스쿼트를 따로 하진 않았지만 '쪼그리고 앉았다 일어나면서 발차기'를 수십 번씩 반복했다. 그리고 20대 중반에 학사 편입으로 들어간 체대에서는 보디빌딩 선수 출신 선배가 머신을 이용해 중량 스쿼트 하는 방법을 알려주었다. 내가 배운 스쿼트는 지도자마다 각자의 영역에서 중요한 기술을 발전시킬 수 있는 방식인 터라 같은 스쿼트라도 조금씩 차이가 있었다. 마치 같은 음식이라도 지역에 따라 양념이나 숙성 방식이 달라지는 것처럼, 쪼그려 앉았다 일어나는 인간의 원초적인 움직임을 자신의 영역에 맞게 변형한 느낌이었다. 또 지도자의 체형에 따라 움직임의 각도와 높이도 조금씩 달랐다.

문제는 모두가 자신의 스쿼트가 정석이며, 다른 스타일의 스쿼트는 잘못된 방식이라고 주장했다는 것이다. 나는 매번 새로운 자세의 스쿼트를 배워야 했고, 그들은 각자의 진심을 담아 스쿼트를 가르쳐주기 위해 애썼다. 나 역시 그 진심에 부응하기 위해 매번 그들의 자세와 최대한 비슷해 보이는 동작을 흉내 내려 노력했다.

하지만 전부 남성이었던 그들과 나는 골반의 각도나 전반적인 관절의 유연성이 달라 아무리 그들의 자세를 비슷하게 따라 해도 고관절과 엉덩이 근육을 효과적으로 단련하지는 못했다. 더욱이 스쿼트를 열심히 해도 종종 무릎이 아프거나 허벅지 앞쪽이 심하게 뻐근한 느낌 외에 별다른 효과를 느끼지 못했다. 그렇다 보니 주변에서 다들 스쿼트가 중요하다고 해도 '뭐, 그런가 보다' 정도로 시큰둥하게 생각했다.

그런 시기를 지나 진지하게 스쿼트에 관심을 갖고 공부하게 된 계기는 2013년에 크로스핏crossfit을 접하고부터다. 역도와 체조를 접목한 고강도 기능성 트레이닝 크로스핏에서 스쿼트는 거의 모든 운동의 기반이 되는 중요한 동작이었다. 스쿼트 자세를 제대로 하지 못하면 기구를 안정적으로 들거나 짊어지기 어려웠기에 크로스핏을 잘하려면 스쿼트를 잘해야 했다. 발의 방향과 무게 중심의 위치, 고관절 각도의 깊이에 따라 들어 올릴 수 있는 무게와 횟수가 눈에 띄게 달라졌다. 이렇게 명확한 차이를 체감하고 나서야 왜 사람들이 스쿼트가 중요하다고 했는지 알게 되었다.

크로스핏을 통해 스쿼트의 효과를 직접 느꼈을 때도 놀랐지만, 내가 지도한 수강생들이 변화하는 모습을 지켜보면서 알게 된 효과도 대단했다. 체력이 많이 약하고 질환과 통증으로 불편함을 호소했던 사람들도 '고관절을 접었다 펴면서 움직이는 법, 체중이 무릎이 아니라 엉덩이 쪽에 실리게 하는 법, 발목 관절과 허벅지 뒤쪽 근육의 유연성을 회복하는 법'을 배우고 나면 대부분 금세 체력이 향상되고 통증이 개선되었다. 요실금 같은 질환을 개선하는 데도 효과적이다. 60대 이상 노년에게도 스쿼트는 안전하게만 하면 삶의 질을 높여주는 가장 간단하고 좋은 운동이다. 이처럼 스쿼트는 가장 널리 알려진 하체 운동으로 종류도 매우 다양하다. 수강생들에게 매일 스쿼트를 가르치면서 느낀 점은 사람에 따라 스쿼트를 가르치는 방식과 순서가 달라질 수 있고, 왜 스쿼트를 해야 하는지에 대한 명확한 목적이 있어야 한다는 것이다.(물론 이것은 스쿼트뿐 아니라 다른 어떤 운동과 활동에도 다 적용되는 말이기도 하다.)

어떤 근육을 키우고 싶은지, 어떤 능력이 필요한지에 따라 스쿼트도 여러 형태로 나뉜다. 그러니 "왜 스쿼트를 하려는가?"에 좀 더 구체적으로 답해보자. 허벅지 앞쪽 근육이 도드라져 보이기를 원하는 보디빌더라면 허벅지 근육이 돋보일 수 있는 스쿼트를 할 것이다. 하체를 빠르고 강하게 움직여야 하는 격투기 선수라면 민첩성과 순발력을 향상하는 하프 스쿼트half squat를 케틀벨 등을 이용해 속도감 있게 훈련할 것이고, 무릎이나 발목 관절 재활이 필요한 사람은 병원에서 고관절을 접어서 앉는 방법hip hinge을 연습하는 고관절 우선 패턴의 스쿼트를 배울 것이다.

먼저 어떤 스쿼트를 선택하든 부상 없이 안전하게 꾸준히 운동하기 위해 중요하게 챙겨야 할 부분이 있다. 바로 '안정화 기전'이라는 몸의 기능이 잘 조절될 수 있도록 하는 것이다. 몸이 근육질로 보이는 것이 중요한 사람들, 그래서 겉으로 드러나는 큰 근육을 단련하는 것만 신경 쓰는 사람들은 특히 이 안정화 기전이 제대로 조절되지 않을 때 부상을 입기 십상이다. 스쿼트에서 꼭 챙겨야 할 중요한 안정화 기전은 복부 근육을 조절하는 능력인 복강 내압*과 허리와 골반을 안정적으로 잡아주는 기둥 지지줄 효과**다. 생소한 용어들이라 어렵게 느껴질 수 있어서인지 다른 책이나 영상에서는 스쿼트를 설명할 때 바로 동작 방법부터 설명하는 경우가 많다. 하지만 이들 안정화 기전을 모른 채 동작만 따라 하다가는 오히려 몸이 상할 수도 있으니 이참에 꼭 알아두자!

---

* 복강 내 압력IAP; intra-abdominal pressure.
** 기둥 지지줄 효과guy-wire effect 또는 버팀줄 체계라고도 한다.

운동할 때 호흡이 중요한 이유

운동할 때 호흡이 중요하다는 이야기는 자주 들어보았을 것이다. 그렇게 이야기하는 주요한 이유 중 하나는 복강내압을 잘 유지하기 위해서다. 스쿼트뿐만 아니라 대부분의 운동 동작을 할 때 복강내압을 잘 조절하는 것은 동작의 효율성과 안전성 면에서 매우 중요하다. 만일 호흡할 때 어깨와 가슴만 올렸다 내리는 식으로 흉식호흡을 하는 습관이 있다면, 운동 전에 복강내압을 유지할 수 있는 복부 근육의 조절 능력을 키우기 위해 복식호흡 방법을 먼저 배우는 것이 좋다.

기둥 지지줄 효과란 허리와 고관절 앞쪽에 있는 근육과 뒤쪽에 있는 근육들이 앞뒤로 균형을 이루면서 허리를 안정적으로 지지해주는 역할을 하는 것을 말한다. 여기서 기둥은 척추뼈, 뼈 사이에 있는 디스크, 뼈를 연결하는 인대라고 할 수 있고, 기둥 지지 구조물은 주변 근육을 말한다. 기둥을 지지하는 주변 근육들이 약하면 허리에 가해지는 부담이 기둥으로 집중되고, 허리 주변 근육들이 튼튼하다면 기둥의 부담은 훨씬 줄어든다.

기둥을 지지하는 허리 주변 근육 중 대표적인 것이 장요근°과 심부 기립근이다. 이 두 근육이 제대로 기능하지 못하면 허리가

• 장요근은 장골근과 대요근을 합쳐서 부르는 말이다. 기둥 지지줄 효과에서는 대요근이 더 중요한 역할을 한다. 이 책 210쪽에서 장요근 위치를 확인할 수 있다.

과도하게 앞으로 나오는 골반 전방 경사 혹은 반대로 엉덩이가 평평하며 등이 굽은 것처럼 보이는 골반 후방 경사가 나타날 수 있다. 본인이 골반 전방 경사나 후방 경사가 있는지 간단하게 확인해보려면 몸의 힘을 빼고 벽에 머리, 등, 엉덩이가 닿게 서보자. 벽과 허리 사이 공간에 손 하나가 겨우 들어간다면 정상, 그보다 여유롭게 들어간다면 전방 경사, 손이 들어갈 공간이 없다면 후방 경사를 의심해볼 수 있다.

스쿼트를 하기 전 확인 사항

복강내압, 기둥 지지줄 효과 같은 안정화 기전이 제대로 작동하지 않으면 앉을 때 골반이 앞으로 휙 돌아 엉덩이가 바닥 쪽을 향해 픽 꺾이는 것처럼 보이는 엉덩이 말림butt wink 현상 또는 중심을 잡기 위해 등, 특히 흉추 부분을 과도하게 펴는 현상trunk extension이 나타날 수 있다. 트레이너가 시키는 대로 했는데 이상하게 자꾸 무릎이 아프거나 엉덩이 말림, 트렁크 익스텐션 현상*이 나타난다면 안정화 기전이 제대로 작동하고 있는지를 먼저 확인하자. 또 허벅지 뒤쪽 근육이 뻣뻣해서 앉을 때 허리가 자꾸 구부러지는

---

* 흉추를 과도하게 펴는 현상. 이 책 211쪽에서 흉추 위치를 확인할 수 있다.

경우, 발목이 충분히 구부러지지 않아서 앉을 때 무게 중심이 불안정해지는 경우에는 관련 근육과 관절의 유연성을 길러야 한다.

　운동을 처음 하는 사람이라면 이 글을 읽는 것만으로는 본인이 어떤 스타일의 스쿼트를 해야 하는지, 지금 몸의 어느 기능이 부족한지 바로 파악하기 어려울 것이다. 아래 3가지 항목에 해당되는지 체크해보자.

- ☐ 스쿼트를 하기 전에 고관절을 접어서 앉는 고관절 경첩hip hinge 자세(66쪽 참고)가 가능하다.
- ☐ 호흡하는 데 별다른 문제가 없고 앉으면서 들이마시고 일어서면서 내쉬는 것이 자연스럽다.
- ☐ 스쿼트 할 때 등이 먼저 일어나지 않는다.

　만일 한 가지라도 체크하지 못했다면 위에서 언급한 스쿼트의 안정화 기전 능력을 먼저 길러야 한다. 혼자 하기 어려울 때는 전문 트레이너의 도움을 받도록 하자. 혼자 할 수밖에 없는 상황이라면 바퀴가 없는 의자에 앉았다가 일어나는 식으로 무릎과 허리에 부담을 주지 않는 안전한 방식으로 스쿼트를 하기를 권한다.

스쿼트
squat

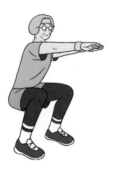

1 귀 뒤에서 어깨를 지나 복사뼈까지가 일직선상에 놓이도록 선다.

2 발을 발뒤꿈치 사이가 어깨너비 정도가 되도록 벌리고, 발끝은 살짝 바깥으로 돌린 자세로 선다.

3 어깨의 힘은 빼고 아랫배와 엉덩이에 힘을 준다.

4 먼저 고관절을 접어 무릎이 앞으로 나가지 않게 하며 차근차근 내려 간다.

5 내려갔을 때 허벅지 뒤쪽과 엉덩이가 약간 팽팽해지는 느낌이 든다.

6 엉덩이가 점점 내려가면서 자연스럽게 무릎이 살짝 앞쪽으로 나오고 엉덩이는 무릎 아래까지 깊게 내려간다. 무릎이 앞으로 많이 빠진다 고 해서 걱정할 건 없다.

7 올라올 때는 발뒤꿈치로 바닥을 밀면서 일어난다. 이때 발가락을 살 짝 바닥에서 떼면 체중이 좀 더 뒤쪽으로 실린다.

8 중심을 잡기 위해 팔은 내려갈 때 올리고 일어나면서 자연스럽게 내린다.

9 호흡은 내려갈 때 들이마셨다가 올라올 때 후하고 내쉰다.

기구를 드는 운동을 하려면 반드시 힙 힌지부터!

앞서 스쿼트를 설명할 때 잠깐 언급한 고관절 경첩 자세는 트레이닝 현장에서 보통 힙 힌지hip hinge라는 이름으로 불린다. 고관절 경첩 자세는 하체 운동의 기초가 되는 자세로 이것을 할 수 없으면 무거운 물건을 들어 올리는 동작을 안전하게 할 수 없다. 예를 들어 바닥에 놓인 무거운 여행 가방을 들 때 고관절이 제대로 접히지 않으면 허리만 구부려 가방을 집을 수밖에 없다. 그러면 허리에 과도한 부담이 가해져 다치기 쉽다. 다른 말로 하면 힙 힌지를 할 수 있으면 그만큼 허리를 보호하며 안전하게 일상을 살 수 있다는 이야기이기도 하다. 예전에 어떤 수강생 한 분이 힙 힌지를 배우고 나서부터 김장을 한 다음 날 몸살이 나지 않는다고 좋아하셨다.

힙 힌지는 안정적인 코어 근육*이 뒷받침되어야 제대로 자세를 잡을 수 있다. 그래서 바닥에서 경추와 척추를 고정시킨 채 움직이는 코어 운동인 '버드 독bird dog', '데드 버그dead bug', '플랭크plank' 같은 운동(96쪽 참고)을 잘할 수 있게 되었을 때, 힙 힌지를 연습하는 순서로 배우는 것이 좋다.

운동 센터에서 초보자에게 힙 힌지를 가르칠 때는 스트레칭 봉을 많이 활용한다. 길고 곧은 막대기를 이용하면 경추와 척추가 중립인 자세로 서는 법부터 척추 중립을 유지한 채 고관절을 접는 법을 쉽게 연습할 수 있다.

• 척추, 골반, 복부를 지탱하는 근육. 등, 허리, 복부, 엉덩이, 골반에 걸친 근육을 통칭하여 코어 근육이라고 한다.

힙 힌지
hip hinge

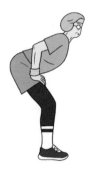

1 발을 골반 너비 정도로 벌리고 귀, 어깨, 골반, 무릎, 발목이 일직선이 되게 똑바로 선다.

2 양 손날을 고관절*(속옷 라인) 앞에 댄다.

3 상체의 일직선을 유지한 상태에서 엉덩이를 빼면서 의자에 앉듯이 고관절을 접는다. 이때 고관절 앞에 댄 손이 배와 허벅지 사이에 끼는 듯한 느낌이 든다.

4 바지 지퍼를 올리는 것처럼 고관절을 펴면서 선 자세로 돌아온다.

• 이 책 211쪽에서 고관절 위치를 확인할 수 있다.

coach's tip

- 막대를 활용해 힙 힌지를 할 수 있다.

  1 발을 골반 너비 정도로 벌리고 똑바로 선다.

  2 선 자세에서 등 뒤에 막대를 대고 한 손은 허리 뒤에서 손등이 몸 쪽을 향하게 한 뒤 막대를 잡고, 다른 한 손은 손바닥이 몸 쪽을 향하게 해 목 뒤에서 막대를 잡는다.

  3 등 뒤에 댄 막대가 '머리', '날개뼈 사이(등 가운데)', '꼬리뼈(골반 뒤쪽)' 이렇게 세 지점에 닿게 선다.

  4 뒤로 엉덩이를 빼면서 의자에 앉듯이 상체를 자연스럽게 숙인다. 이때 양쪽 무릎은 원래 서 있던 위치에서 거의 벗어나지 않는다.

  5 바지 지퍼를 올리는 것처럼 고관절을 펴면서 선 자세로 돌아온다.

  6 이 과정을 할 때 등 뒤의 막대에 닿아 있는 세 지점이 막대에서 떨어지지 않게 한다.

- 엉덩이를 뒤로 빼면서 상체를 숙일 때 등 가운데 지점이 막대에서 떨어진다면 고개를 위로 젖히고 있진 않은지 확인한다.

- 등 가운데만 막대에 닿고 머리와 꼬리뼈 지점이 떨어진다면 허리를 동그랗게 말면서 상체를 숙이고 있지는 않은지 확인한다.

개들은 중둔근이 강했던 것! 더티 독

마치 개가 오줌을 싸는 자세 같다고 해서 지은 이름인 더티 독 dirty dog은 클램셸 운동과 더불어 본격적인 하체 운동을 하기 전에 엉덩이 근육(중둔근)을 활성화하기 위한 운동이다. 중둔근을 활성화하는 준비 운동의 좋은 점은 목표 근육을 잘 사용해 운동 효과를 높이고, 부상을 예방할 수 있다는 점이다. 예를 들어 스쿼트처럼 앉았다 일어나는 동작을 할 때 중둔근과 코어 근육이 제대로 힘을 써야 하는데, 초보자는 무의식적으로 평소에 많이 사용하는 허리 근육과 허벅지 근육을 사용하려는 경향이 있다. 스쿼트는 평소에 사용하지 못해서 약해진 엉덩이 근육과 고관절을 위한 운동이다. 이미 과도하게 사용 중인 부위의 근육을 쓰면 허리와 무릎이 아프고 다칠 위험이 높아진다. 이때는 더티 독 운동으로 중둔근을 자극해 자주 쓰지 않는 근육을 잘 사용할 수 있게 하자.

더티 독과 비슷한 운동으로 네발 자세에서 한 발을 뒤로 보내는 동키 킥donkey kick이 있다. 다만 동키 킥은 코어 근육이나 허리가 약한 분은 허리 통증을 호소하는 경우가 있으니 초보자는 좀 더 쉽고 안전한 더티 독을 먼저 연습하는 게 좋다.

더티 독
dirty dog

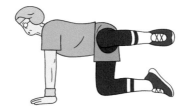

1 매트 위에서 손목, 팔꿈치, 어깨 그리고 무릎과 골반이 바닥과 수직이 되도록 네발 자세를 만든다.

2 고개를 너무 숙이거나 올리지 말고 목뼈와 허리뼈가 나란히 중립을 유지하게 한다.

3 무릎을 90도 정도로 구부린 상태로 천천히 한 다리를 옆으로 들어 올린다.

4 등과 꼬리뼈 위에 물이 가득 찬 컵이 올라가 있다고 상상하며, 그 컵의 물이 흘러넘치지 않도록 몸통을 고정한 상태로 옆으로 올린 구부린 다리가 바닥과 평행이 되는 지점까지 들어 올린다.

5 10회 정도 올렸다 내린 뒤 반대편 다리도 동일하게 실시한다.

---

coach's tip

- 다리를 바닥과 평행이 될 때까지 들어 올리기 어렵다면 무리하지 말고 할 수 있는 만큼만 올린다.

- 다리를 들어 올릴 때 몸이 반대편으로 기울지 않게 한다.

- 다리를 옆으로 들어 올리는 동작이 익숙해졌다면 다리를 옆으로 든 후에 뒤로 뻗었다가 제자리로 돌아오는 동작으로 연습한다. 다리를 뒤로 뻗는 동작을 추가하면 중심을 잡는 과정에서 코어 근육이 좀 더 활성화되고, 고관절 가동성이 좋아진다.

빼놓을 수 없는 하체 운동, 런지

효과 좋은 하체 운동을 이야기할 때 스쿼트와 더불어 빠지지 않고 등장하는 운동이 런지lunge다. 다리를 좌우로 벌리고 두 발을 바닥에 안정적으로 고정시킨 상태에서 움직이는 스쿼트와 달리, 런지는 다리를 앞뒤로 벌린 상태에서 번갈아가며 발의 위치를 바꾸면서 움직이기 때문에 맨몸으로 할 때는 스쿼트에 비해 균형 감각과 허벅지, 엉덩이 근력이 좀 더 필요하기도 하다.

반면 허리를 비롯한 상체의 굴곡이 필요한 스쿼트와 달리 런지는 상대적으로 상체는 고정시킨 상태에서 하체를 주로 움직이기 때문에 스쿼트를 할 때 허리 통증을 호소하는 사람에게는 런지가 더 좋은 운동이 될 수도 있다. 하지만 이런 경우를 제외하고는 보통 초보자들에게는 런지보다 스쿼트를 먼저 알려주는 편이다.

발을 번갈아가면서 움직이는 런지를 하고 난 뒤 무릎이 아팠다고 얘기하시는 분들이 종종 있어 이 책에서는 발을 고정한 상태에서 무릎의 부담을 줄이는 방식의 런지도 함께 소개한다.

포워드 런지
forward lunge

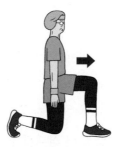

1 다리를 골반 너비 정도로 벌리고 똑바로 선다. 양손은 골반 위에 얹는다.

2 한 발을 앞으로 길게 내딛으면서 반대편 발의 뒤꿈치는 바닥에서 떨어지게 한다.

3 시선은 계속 정면을 바라보고 상체는 자연스러운 중립 자세*를 유지한 상태에서 두 무릎이 90도가 되도록 낮춰 앉는다.

• 중력으로부터 척추에 가해지는 힘을 최소화해 신체를 이상적으로 유지하고 안전하게 운동할 수 있는, 몸을 바로 세운 자세.

4 앞으로 내민 다리의 무릎이 발끝을 벗어나지 않게, 상체가 앞으로 구부러지지 않게 한다.

5 앞으로 내민 발로 지면을 힘껏 밀면서 제자리로 돌아온다. 이때 숨을 내쉬고 뒤에서 지탱하고 있는 발은 중심을 잘 잡을 수 있도록 발끝에 힘을 준다.

6 제자리로 돌아온 뒤에는 반대편 다리를 앞으로 내딛으면서 같은 방법으로 움직인다.

리버스 런지
reverse lunge

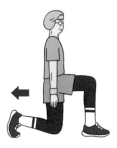

1 다리를 골반 너비 정도로 벌리고 똑바로 선다. 양손은 골반 위에 얹는다.

2 체중은 앞에 있는 다리에 좀 더 실리게 하고, 한 발을 뒤로 길게 뻗으면서 발끝으로 바닥을 짚는다.

3 정면을 바라보며 상체도 정면을 향한 상태에서 자연스러운 중립 자

세를 유지하며 두 무릎이 90도가 되도록 낮춰 앉는다.

4 앞에 있는 발의 뒤꿈치로 바닥을 힘껏 누르면서 일어나는 느낌으로 제자리로 돌아온다.

5 제자리로 돌아온 뒤에는 반대편 다리를 뒤로 뻗으면서 같은 방법으로 움직인다.

제자리 런지
lunge

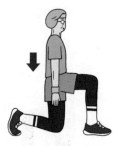

1 다리를 골반 너비 정도로 벌리고 똑바로 선다. 양손은 골반 위에 얹는다.

2 한 발을 앞으로 길게 내딛으면서 반대편 발의 뒤꿈치는 바닥에서 떨어지게 한다.

3 양쪽 발끝이 정면을 향하게 한다. 특히 뒤에 있는 발끝이 너무 바깥쪽으로 향하고 있지는 않은지 확인한다.

4 양쪽 무릎이 90도가 될 때까지 천천히 앉는다. 이때 상체가 앞이나 뒤로 기울어지지 않게 한다.

5 앉는 동안 무게 중심이 골반 아래, 두 다리 중간 지점에 있도록 한다.

6 뒤에 있는 다리의 무릎을 바닥에 대었다가 일어나도 괜찮다. 푹신한 쿠션이나 매트를 무릎이 닿는 지점에 놓으면 좋다.

7 제자리에서 10~15회 반복한 뒤 발을 바꿔서 동일하게 실시한다.

---

coach's tip

- 동작을 하는 동안 발끝과 무릎은 항상 같은 방향을 바라보게 한다.

- 무릎이 안쪽으로 모이지 않게 하고, 의지와 상관없이 자꾸 무릎이 안으로 모인다면 다른 하체 운동으로 허벅지 안쪽 근육과 엉덩이 근육을 좀 더 강화한 뒤 런지를 시도한다.

- 양쪽 무릎의 각도가 90~100도보다 더 벌어지거나 좁아지지 않게 한다.

- 다른 운동과 병행할 때는 반복 횟수와 세트 수를 조절한다.

- 포워드 런지와 리버스 런지는 좌우 번갈아가면서 한 세트에 10~20회 실시한다.

누워서 할 수 있는 간단하고 효과적인 하체 운동, 힙 브리지

힙 브리지hip bridge는 누워서 하는 힙 힌지 동작과 비슷하다. 그래서 힙 힌지 동작을 배우기 전에 고관절을 움직이고 엉덩이 근육을 사용하는 힙 브리지 동작부터 연습하기도 한다. 힙 브리지는 운동 방식이 다양하다. 양발을 바닥에 붙이고 하는 가장 기본적인 힙 브리지 동작에서도 발끝이 어느 쪽으로 향하게 할지, 무릎은 어느 정도의 각도로 구부릴지, 허리를 바닥에 붙인 뒤 엉덩이를 들어 올리는 순서로 할 것인지 등 운동 목표에 따라 어렵지 않게 방식을 바꿔가면서 할 수 있다. 마치 만능 드라이버 같은 운동이다. 나는 힙 브리지를 큰 근육을 단련하는 운동 중간에 징검다리처럼 쉬어가면서 몸을 재정비하는 동작으로 많이 사용한다. 예를 들면 상체 운동을 하다 데드리프트˚나 스쿼트처럼 하체의 큰 근육을 사용하는 운동으로 넘어갈 때, 곧 사용할 근육들을 잔잔하게 자극하며 고관절을 접었다 펴는 준비 운동으로 힙 브리지를 한다.

한 발을 들고 하는 힙 브리지는 양발을 바닥에 놓고 하는 것보다 한쪽 다리에 힘이 많이 들어가기 때문에 난이도가 좀 더 높다. 대신 좀 더 단련해야 하는 다리를 집중적으로 훈련할 수 있다. 만약 왼 다리를 다쳐 깁스를 하느라 오른 다리에 비해 더 약해진 상태라면, 스쿼트나 데드리프트 같은 운동을 할 때 무의식적으로 아프지 않은 오른 다리에 힘을 더 많이 주고 동작을 하게 된다. 이런 식으로 동작을 반복하면 오히려 성한 다리에 무리를 줄 수 있으므로 한쪽 다리만 분리해서 움직이는 하체 운동을 하는 것이 더 안전하다. 이런 경우에는 한 다리로 지탱하며 하는 힙 브리지가 좋은 대안이 될 수 있다.

• 바닥에 놓인 물건(바벨 등)을 잡고 들어 올리는 운동.

양발을 바닥에 놓고 하는 힙 브리지
hip bridge

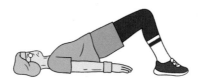

1 천장을 바라보고 매트 위에 누운 뒤 두 발을 골반 너비로 벌리고 무릎을 세운다.

2 발끝은 약간 바깥쪽으로 향하게 하고 무릎이 안으로 모이지 않도록 주의한다.

3 아래 허리가 매트에 다 닿을 수 있도록 골반을 후방 회전*(아랫배 또는 치골뼈가 배꼽과 가까워지는 느낌으로 살짝 끌어올리듯이)한다.

4 양팔은 손등이 바닥 쪽을 향하도록 자연스럽게 몸 옆에 둔다.

5 꼬리뼈부터 매트 위로 들어 올린다. 이때 숨을 내쉰다. 무릎부터 가슴까지 일직선이 되는 정도 높이까지 올리고 엉덩이 근육에 힘이 들어갔는지 확인한다.

6 내릴 때는 척추부터 매트에 닿게끔 천천히 내리면서 숨을 들이마신다.

• 골반이 뒤로 꺾이듯 회전하면서 허리가 둥글게 말리는 것.

한 발을 공중에 들고 하는 힙 브리지
single leg hip bridge

1 천장을 바라보고 매트 위에 눕는다.

2 두 발을 골반 너비로 벌리고 무릎을 세운 뒤, 양팔은 손등이 바닥 쪽을 향하도록 자연스럽게 몸 옆에 둔다.

3 발끝은 약간 바깥쪽으로 향하게 하고, 한쪽 다리를 천장 쪽으로 편다. 이때 편 다리와 구부린 다리의 허벅지 높이가 같게 한다.

4 양발을 바닥에 대고 하는 힙 브리지보다 발뒤꿈치의 위치를 조금 더 엉덩이와 가깝게 한다.(한 다리로 지탱하는 힙 브리지를 할 때 엉덩이와 발 뒤꿈치 사이의 너비가 멀어지면 지탱하는 다리의 허벅지 뒤쪽 근육이 힘을 무리하게 쓰다가 쥐가 날 수도 있다.)

5 천천히 숨을 내쉬면서 꼬리뼈부터 바닥과 떨어지도록 엉덩이를 들어 올린다. 공중으로 들어 올린 다리와 지탱하고 있는 다리의 허벅지 높이는 계속 같게 유지한다.

6 무릎부터 가슴이 일직선이 되는 지점까지 엉덩이를 들어 올리고 천천히 숨을 들이마시면서 내린다.

---

coach's tip

• 허리가 휠 정도로 엉덩이를 높이 들어 올리지 않는다.

- 동작을 할 때 무릎에 통증이 느껴지면 동작을 멈추고 허벅지 근육을 이완하는 마사지와 스트레칭을 좀 더 해본다. 만일 그래도 계속 통증이 느껴진다면 병원에서 검사를 받아보기를 권한다.

- 발뒤꿈치와 엉덩이 사이의 너비가 멀어질수록 허벅지 뒤쪽 근육을 많이 쓰게 된다. 그러므로 엉덩이 근육을 좀 더 단련하고 싶다면 발뒤꿈치와 엉덩이 사이 너비가 발 길이의 1.5배 이상 멀어지지 않게 한다.

- 한 세트에 15~20회 반복한다. 세트 수와 반복 횟수는 그날의 운동 구성과 목표에 맞춰서 조절한다.

쉽고 빠른 엉덩이 근육 스트레칭,
90/90 스트레칭

2016년 초에 선릉의 한 케틀벨 전문 운동 센터에서 90/90 스트레칭을 처음 접했다. 매트에 앉아 양쪽 무릎을 90도로 만들어서 앞과 옆으로 두니 그 모양이 꼭 한문 '卍(만)' 같다는 생각이 들었다. 상체를 곧게 편 뒤 앞에 있는 무릎 쪽으로 한 번, 그리고 앞에 있는 발바닥 쪽으로 한 번씩 숨을 내쉬며 상체를 숙이니 평소 고관절 스트레칭을 할 때는 자극되지 않던 엉덩이와 고관절 주변까지 시원한 느낌이 들어 신기하고 좋았다. 이후 내 수강생들에게도 90/90 스트레칭을 알려주었고, 하체 운동 수업 전에 거의 매번 하는 루틴 스트레칭이 되었다.

그러나 수강생 대부분은 이 스트레칭을 무리 없이 따라 하고 효과를 느끼지만 그렇지 않은 분들도 있다. 예를 들어 무릎을 앞으로 90도가 되게 굽히면 허벅지 뒤쪽에 통증이 느껴져 90도보다 작은 각도로 구부려야 하는 사람도 있고, 옆으로 굽힌 다리의 고관절에 통증이 느껴져 무릎을 좀 더 위쪽으로 구부려서 앉아야 하는 사람도 있다. 이렇게 통증이 있는 경우 무릎과 고관절의 각도를 조절해 동작을 진행해도 괜찮다. 옆으로 다리를 구부리지 않고 뒤로 다리를 뻗어 비둘기 자세 스트레칭pigeon stretch으로 변형할 수도 있고, 천장을 보고 누운 상태에서 무릎을 90도로 만들어 상체 쪽으로 안아주는 동작으로 변형할 수도 있다.

90/90 스트레칭의 목적은 엉덩이와 고관절 주변 근육을 유연하게 하고 근력을 사용하는 것이므로 기본자세에서 자신의 몸 상태에 맞게 조금씩 조절해보자.

엉덩이에 초점을 맞춘 90/90 스트레칭
90/90 hip stretch

1 매트에 앉아서 왼쪽 무릎을 90도로 굽혀 몸 앞쪽에 눕히고, 오른쪽 무릎도 90도로 굽혀 왼쪽 정강이와 오른쪽 허벅지가 서로 평행이 되도록 몸 옆에 눕힌다.

2 상체도 앞에 놓인 왼쪽 정강이와 평행하도록 정면을 바라보며 앉는다. 이 자세에서 상체를 세우기가 어렵다면 요가 블록 같은 것을 짚고 상체를 세우거나 왼쪽 무릎 각도를 좀 더 구부리고 상체를 세운다.

3 상체를 세운 상태에서도 엉덩이 쪽에 스트레칭 되는 느낌이 온다면 그 자세로 머무른다.

4 좀 더 자극을 주고 싶다면 척추를 곧게 펴고 가슴을 많이 내밀 듯이 앞쪽의 왼 무릎으로 상체를 천천히 숙이면서 숨을 내쉰다.

5 아래에서 10~15초 머물렀다 올라온다.

6 왼 발바닥 쪽 대각선으로 상체를 살짝 돌린다. 무릎 쪽으로 내려갈 때와 동일하게 가슴을 앞으로 많이 내밀면서 발바닥 쪽으로 상체를 숙인다.

7 아래에서 10~15초 머물렀다 올라온다.

8 무릎 쪽으로 한 번, 발바닥 쪽으로 한 번씩 번갈아가며 2회 실시한다.

---

coach's tip

• 근력 운동에 초점을 맞추고 싶다면, 상체를 숙인 상태에서 바닥을 손으로 지지하지 않고 몸통 옆으로 팔을 편 자세를 유지한다. 앞으로 내민 다리에 바닥을 누르듯이 힘을 주고 상체를 다시 바로 세운다.

앉아서도 누워서도 효과 좋은 골반 스트레칭,
와이퍼 스트레칭

"아침에 이 스트레칭을 하고 일어나면 허리가 훨씬 덜 아파요!"
쉬이 낫지 않는 허리 통증으로 고생하던 분이 수업 중에 와이퍼 스
트레칭을 하며 환히 웃으셨다. 마치 자동차 앞 유리를 닦는 와이퍼
처럼 움직인다고 해서 '와이퍼 스트레칭windshield wiper stretch'이
라고 불리는 요추, 고관절 스트레칭이다. 동작은 간단하고 시원하
게 풀어주는 듯한 느낌이 들기 때문에 하체 운동을 하기 전이나 중
간에 자주 실시한다. 다양한 운동과 연결할 수 있다는 장점도 있다.

앉아서 하는 와이퍼 스트레칭은 하체 근력 운동인 신 박스 스쿼트
shin box squat 동작으로 바로 연결되고, 신 박스 스쿼트는 런지 등
으로 연결할 수 있다. 신 박스 스쿼트는 자동차 와이퍼처럼 눕힌 두
무릎으로 바닥을 짚고 일어나는 운동이다. 운동 강도를 좀 더 높이
고 싶다면 케틀벨이나 덤벨을 들고 해보자.

누워서 하는 와이퍼 스트레칭
windshield wiper stretch

1 매트에 편안히 누운 뒤 두 무릎을 세우고 양팔은 몸 옆에 자연스럽게 내려놓는다.

2 발은 엉덩이 너비보다 좀 더 넓게 벌린다.

3 두 무릎을 오른쪽 또는 왼쪽 바닥으로 내리면서 숨을 편하게 내쉰다.

4 반대쪽 바닥으로도 똑같이 두 무릎을 내린다.

5 이렇게 좌우로 번갈아 무릎을 내린다.

6 자주 이 동작을 할수록 무릎이 점점 바닥과 가까워질 것이다. 무릎이 바닥에 닿는 지점까지 내릴 수 있다면 그렇게 한다.

7 천천히 10~20회 좌우로 반복한다.

8 좀 더 자극을 느끼고 싶다면, 한 발을 반대편 허벅지 위에 숫자 '4' 모양으로 올린 뒤 올린 다리 쪽으로 무릎을 내린다.

앉아서 하는 와이퍼 스트레칭
seated windshield wiper stretch

1 매트에 무릎을 세우고 앉는다. 두 발 사이의 너비는 자기 정강이 길이 정도가 되게 한다.

2 편하게 앉기 위해 등은 벽이나 소파에 기대어도 되고, 양손으로 엉덩이 뒤쪽 바닥을 짚어도 된다.

3 오른쪽 또는 왼쪽 바닥으로 두 무릎을 내리면서 숨을 편하게 내쉰다. 이 때 한쪽 무릎이 반대편 발뒤꿈치에 살짝 닿게 된다.

4 무릎이 바닥에 닿을 때까지 천천히 10회 정도 좌우로 번갈아 내린다.

---

coach's tip

- 하체 근력 운동 신 박스 스쿼트와 연결하고 싶다면, 두 무릎이 한쪽 바닥에 닿았을 때 그대로 바닥을 밀면서 고관절을 펴며 일어난다. 그리고 다시 고관절을 접으면서 앉았다가 반대편 바닥으로 두 무릎을 내린 뒤 동일한 방법으로 일어나기를 좌우로 반복한다.

- 발이 벌어진 너비보다 너무 좁게 무릎이 모이지 않게 한다.

- 손목 통증이 있는 사람은 앉아서 동작을 할 때 바닥에 손을 짚기 어려울 수 있다. 중심을 잡기 쉽게 벽이나 침대, 소파 등을 활용해 등을 기대고 해도 괜찮다.

허벅지 안쪽과 엉덩이를 시원하게,
비둘기 자세 스트레칭

비둘기 자세 스트레칭pigeon stretch은 다리를 앞뒤로 늘리는 동작을 할 때 부상을 입기 쉬운 허벅지 뒤쪽 근육을 자극하지 않으면서 좌식 생활로 짧아지기 쉬운 고관절 앞부분과 허벅지 안쪽 부분을 효과적으로 늘려주는 스트레칭이다.

한 다리는 앞으로 편안하게 구부린 상태에서 한 다리를 뒤로 길게 뻗는 동작은 굳은 고관절 주변을 늘려주고 혈액순환을 도와준다. 평소 오래 앉거나 서서 일하는 사람들에게 추천하며, 배를 누르지 않고도 고관절과 골반 주변을 풀어줄 수 있어 임산부에게도 좋다. 예전에 매일 오래 서서 일하느라 고관절과 허리 주변이 불편하다던 요리사 친구에게 이 스트레칭 방법을 알려준 적이 있다. 그때 동작을 하며 친구가 지은 표정이 정말 시원해 보여서 지금도 비둘기 자세 스트레칭을 할 때면 그 얼굴이 종종 떠오른다.

요가에서 비둘기 자세는 뒤로 뻗은 다리를 위로 접어 손으로 잡는 고난이도 외발 비둘기 동작까지 연결해서 진행하기도 한다. 외발 비둘기 동작은 쉽지 않고 자세를 만들기까지 연습을 많이 해야 하지만, 이 책에서 소개하는 비둘기 자세는 초보자도 쉽게 따라 할 수 있다. 이 정도까지만 해도 골반 교정과 좌골신경통 개선에 효과적이다. 엎드린 자세에서 상체를 들어 올리는 코브라 자세 스트레칭이 허리에 부담이 된다면 대체 스트레칭으로 권한다.

비둘기 자세 스트레칭
pigeon stretch

1 매트에 나비 자세(반가부좌)로 양 발바닥을 모으고 앉는다.

2 한쪽 무릎은 몸 가까이 접고, 다른 쪽 다리는 발등이 바닥을 향하도록 뒤로 쭉 뻗는다.

3 이때 앞으로 구부린 무릎의 각도에 따라 스트레칭 강도를 조절할 수 있다. 무릎 각도가 커질수록 강도가 높아진다.

4 천천히 상체를 바닥으로 내리면서 편하게 숨을 내쉰다.

5 천천히 양손으로 앞쪽에 구부린 무릎 옆 바닥을 짚는다.

6 손바닥으로 바닥을 밀 듯이, 귀와 어깨가 멀어지는 느낌으로 숨을 내 쉬면서 상체를 천천히 위로 편다.

7 뒤로 뻗은 다리의 허벅지와 골반이 연결되는 고관절 앞쪽 부분과 앞 으로 접은 다리의 엉덩이 바깥쪽이 스트레칭 되는 것을 충분히 느낀 뒤, 다시 나비 자세로 양 발바닥을 모으고 앉는다.

8 다리를 바꿔서 동일하게 진행한다.

---

coach's tip

• 엎드린 자세에서 상체를 세울 때 허리가 아프다면 통증이 나타나지 않는 정도까지만 상체를 세우거나 엎드린 자세까지만 진행한다.

이름값 하는 동작,
세계 최강 스트레칭

처음 이 동작을 접하고 '세계 최강 스트레칭world greatest stretch'
이라는 패기 있는 이름에 웃음이 나왔다. 하지만 이 이름이 붙게 된
이유에 대해서 생각해보니, 이러한 이름이 붙을 만하다. 이 스트레
칭은 간단하고 짧은 동작 하나로 상·하체 여러 핵심 관절과 근육(발
목, 허벅지 뒤쪽, 고관절, 척추, 어깨, 엉덩이)을 스트레칭할 수 있어 효
율성이 좋다. 다른 이름으로는 '엘보 투 풋 런지elbow to foot lunge',
'리버스 런지 엘보 투 인스텝 위드 로테이션reverse lunge elbow to
instep with rotation' 등이 있다. 이 동작은 운동 전에 10초 내로 짧
게 하면 고관절, 엉덩이 주변과 몸통을 유연하게 만들어 잘 움직이
도록 도와주니 해보길 추천한다!

세계 최강 스트레칭
world greatest stretch

1 양팔을 자연스럽게 옆으로 내리고 다리를 엉덩이 너비 정도로 벌리고 선 뒤 오른 다리를 뒤로 쭉 뻗는다.

2 오른손으로 오른발이 있던 바닥을 짚고 왼손은 왼발 안쪽 바닥을 짚는다.

3 왼쪽 팔꿈치를 구부려 바닥에 닿을 때까지 내렸다가 왼쪽으로 몸통을 돌리며 왼팔을 천장 쪽으로 뻗는다.(각 동작에서 2~3초 머문다.)

4 왼손을 왼 다리 바깥쪽 바닥으로 내려서 손가락으로 바닥을 짚고, 오른손은 손바닥에서 손가락으로 바꿔 바닥을 짚으면서 천천히 구부러져 있던 왼 다리를 펴면서 처음 자세로 돌아온다.

5 반대편도 같은 방법으로 진행한다.

---

coach's tip

- 팔꿈치가 바닥까지 내려가지 않는다면 무리하지 말고 자신이 할 수 있는 지점까지만 내려가서 2~3초 머문다.

- 손목이 아픈 사람은 매트 위에서 손바닥이 아닌 주먹을 바닥에 대고 해보거나, 육각 덤벨처럼 굴러가지 않는 모양의 덤벨 또는 푸시업 손잡이 등을 이용해 손목의 부담을 줄이도록 한다.

- 뒤로 뻗은 다리를 바닥에 대고 하면 체중을 지탱해야 하는 부담을 줄이고 스트레칭 강도를 낮출 수 있다.

아무리 해도 스쿼트 자세가 잘 나오지 않는다면
스쿼트 테라피

내가 코치로 일하는 프롬 더 바디 운동 센터는 오피스 건물에 있다. 그래서인지 오래 앉아서 컴퓨터로 일하느라 어깨와 목의 통증으로 고생하는 분이 많이 찾아온다. 그런 분들에게 근막 이완과 더불어 가장 많이 추천하는 교정 운동 중 하나가 바로 스쿼트 테라피squat therapy다. 이 동작은 수강생의 스쿼트 자세를 바르게 조정할 때, 어깨와 흉추의 가동성을 평가할 때, 평소 굽어 있는 등과 움츠러든 가슴을 펴주는 교정 운동을 할 때, 그리고 기구를 들고 하는 스쿼트를 하기 전 준비 운동을 할 때 많이 한다. 거북목과 굽은 등 교정 운동이 필요한 분들에게는 아침, 점심, 저녁에 15회씩 이 스쿼트를 하라고 숙제를 내기도 한다. 굽은 등과 움츠러든 가슴을 펴고 싶다면 한번 따라 해보자.

동작을 할 때 천천히 앉는 과정에서 모았던 양손이 떨어진다면 어깨와 흉추의 가동성이 충분하지 못한 것일 수 있다. 규칙적인 스트레칭과 가동성 훈련이 필요하다. 깊게 앉을수록 엉덩이와 허리가 둥글게 말린다면 코어를 강화하고 활성화하는 동작(여러 가지 플랭크, 밴드를 활용한 버티기 운동 등)으로 몸통의 안정성을 높이고, 척추를 중립 위치에 유지하는 힘을 키우도록 한다.

만약 엉덩이가 무릎보다 아래로 내려오지 못할 정도로 깊게 앉기 어렵다면 3가지 사항을 확인해보자. 첫째, 자신의 체중을 지탱하기 어려울 정도로 전체적인 근력이 부족한 것은 아닌지 확인한다. 운동 경험이 거의 없는 초보자라면 훈련을 통해 근력을 강화하면 된다. 둘째, 고관절과 엉덩이 주변 근육의 가동성을 확인한다. 의자에 오랫동안 앉아 있으면 고관절 가동성이 감소할 수밖에 없다. 자주 일어서서 움직이고 고관절 스트레칭과 마사지를 틈틈이 해주자. 셋째, 발목의 가동성을 확인한다. 발목이 충분히 구부러지지 않는다면 깊이 앉기 어렵다. 발목은 종아리와 정강이 주변 근육의 긴장도에 영향을 많이 받으니 발목 스트레칭과 더불어 종아리 근육과 전경골근(정강이 바깥쪽 근육) 마사지도 같이 하자. 발목 가동성이 부족하면 앉는 과정에서 엉덩이의 높이가 낮아지지 못하고, 발이 바깥쪽이나 안쪽으로 회전하게 된다. 무릎이 안으로 모인다면 고관절 가동성 또는 엉덩이 근육의 활성화가 부족한 것일 수 있다.

스쿼트를 할 때 무릎이 안으로 모이는 자세는 부상을 유발할 수 있으니 주의해야 한다. 이때는 엉덩이 근육을 활성화하고 스트레칭을 하는 동작(클램셸, 비둘기 자세 스트레칭, 더티 독 등)을 하면 도움이 된다.

스쿼트 테라피
squat therapy

1 벽에서 자신의 발 크기 정도(20~30센티미터) 떨어진 거리에서 벽을 바라보고 선다.

2 다리를 어깨너비로 벌리고 발끝과 무릎이 바깥쪽으로 향하게 선다. 양손은 모아서 벽에 댄다.

3 시선이 너무 아래로 떨어지지 않도록 살짝 위를 바라보고 손은 머리 위로 들어 벽에 댄 상태로 천천히 앉는다.

4 최대한 깊숙이 아래로 앉는다. 이 과정에서 무릎은 벽에 닿지 않게 하면서 중심을 잘 잡는다.

★ 복부 운동 제대로 하기

한 세트에 15회 반복 후 2분간 휴식합니다. 총 3세트를 실시합니다. 비기너라
면 처음부터 무리하지 말고 1세트씩만 실시해도 좋습니다.

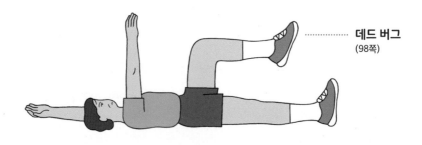

데드 버그
(98쪽)

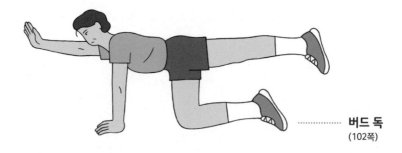

버드 독
(102쪽)

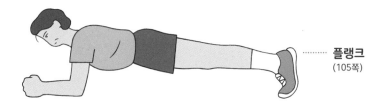

플랭크
(105쪽)

크런치
(108쪽)

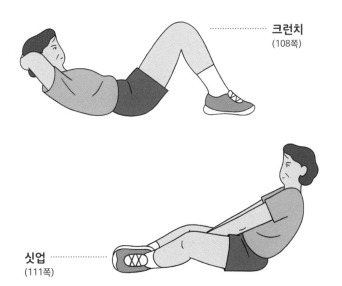

싯업
(111쪽)

안전한 움직임의 기반이 되는 자세, 데드 버그

운동에 대해 잘 모르던 시절에는 복근 운동이라고 하면 윗몸을 구부렸다 펴거나 다리를 몸 쪽으로 당겼다 내리는 동작만 있는 줄 알았다. 그렇게 매일 수십, 수백 번을 반복해야 배의 왕王자 모양 복근이 선명해진다고 믿었다. 더불어 몸통을 좌우로 비틀면서 젖은 수건을 짜듯이 배를 비트는 동작을 해야 옆구리가 잘록하게 돋보이는 11자 복근이 생기는 줄 알았다. 나중에야 복근은 복근 운동을 얼마나 많이 했는지보다 체지방률과 더 관계가 깊다는 것을 깨달았다. 그리고 복부 운동은 단순히 복사근, 복직근, 복횡근 같은 근육을 단련하는 것이 아니라, 우리가 몸을 움직이고 살아가는 데 꼭 필요한 '호흡'과 '복강내압'을 조절하는 역량을 키우는 기초 운동이 되어야 한다는 것을 알게 되었다.

겉으로 드러나는 근육질 몸이 곧 건강하게 사는 삶이라고 생각하지 않는다. 얕고 가쁜 숨을 몰아쉬며 불안하게 살기보다는 맑고 긴 호흡으로 안정적인 일상을 살아가는 것, 운동하다 다치지 않는 것, 여행 가방의 무거움이 여행의 즐거움을 방해하지 않도록 체력을 키우는 것이 건강한 삶과 더 관련이 있지 않을까. 이런 의미에서 복근을 다루는 첫 번째 운동으로 데드 버그dead bug를 떠올렸다.

데드 버그는 바닥에 누워서 팔다리를 공중으로 들어 올린 모양이 마치 죽은 벌레처럼 보여서 붙은 이름이다. 이런 자세를 필라테스에서는 테이블 톱 포지션table top position이라 하고, 생후 3개월 정도 된 아기가 누워서 다리를 들고 자연스럽게 호흡하면서 복부의 압력을 조절하는 자세라서 스리 먼스 포지션3 month position이라고도 한다. 테이블 톱 포지션은 누워서 팔다리를 들어 올린 모양 자체를 나타내는 이름이고, 데드 버그는 그 자세에서 팔다리를 움직이는 운동을 말한다.

데드 버그를 제대로 하기 위해서는 먼저 스리 먼스 포지션이 잘되어야 한다. 이는 호흡을 통해 몸의 안정성을 조절하는 코어 안정화 훈련을 해야 한다는 말과 같다. 이후에 소개할 플랭크 역시 스리 먼스 포지션을 먼저 연습한 다음에 해야 코어 운동 효과를 볼 수 있다.

스리 먼스 포지션과 데드 버그 모두 인위적으로 배에 힘을 주고 호흡을 짧게 하며 강도 높게 하는 복부 운동이 아닌 만큼 자연스럽게 호흡할 수 있을 정도로만 훈련한다. 데드 버그 운동법은 여러 가지다. 이 책에서는 팔과 다리를 교차하며 움직이고 자연스러운 허리 아치를 유지하면서 움직이는 데드 버그를 소개했는데, 허리 아치를 매트에 다 붙이고 무릎을 구부린 상태로 팔과 다리를 서로 멀어지게 했다가 돌아오는 식의 데드 버그도 있다. 운동의 목적에 따라 데드 버그의 종류를 선택할 수 있다.

스리 먼스 포지션
3 month position

1 편안한 자세로 매트 위에 두 무릎을 세우고 눕는다.

2 누운 상태에서 한 손은 아래쪽 갈비뼈, 한 손은 쇄골 아래 겨드랑이 옆 소흉근 부위에 갖다 대고 자연스럽게 호흡한다.

3 호흡할 때 가슴 부위가 들리지 않으면서 갈비뼈가 자연스럽게 벌어지며 배가 살짝 올라갔다 내려오는 안정적인 호흡이 되는지 확인한다.

4 자연스럽게 호흡이 잘 이루어진다면 천천히 두 다리를 무릎을 구부린 채 공중으로 들어 올린다. 양팔도 천장 쪽으로 큰 공을 안은 것 같은 모양으로 들어 올린다.

5 허벅지 앞쪽과 허리에 과도한 힘이 들어가는지 확인한다. 만일 힘들다면 무릎을 바깥쪽으로 좀 더 벌려 개구리 다리 모양으로 만들고 몸

쪽으로 좀 더 끌어당겨 다리 무게를 줄인다.

6 1분 정도 자세를 유지한다.

데드 버그
dead bug

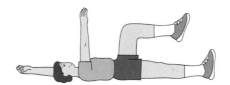

1 매트 위에서 스리 먼스 포지션을 먼저 만든다.

2 자연스러운 호흡을 유지하면서 천천히 숨을 들이마시며 오른팔은 위
   로, 왼 다리는 아래로 뻗는다.

3 숨을 내쉬면서 다시 제자리로 천천히 돌아온다.

4 왼팔과 오른 다리도 동일한 방법으로 천천히 뻗었다가 돌아온다.

5 좌우로 번갈아가면서 한 세트에 10~20회 실시한다.

균형 감각을 회복하고 코어를 단련하는 운동, 버드 독

버드 독bird dog은 플랭크와 더불어 가장 널리 알려진 코어 운동이다. 네발로 기어가는 자세에서 교차하는 팔과 다리를 앞뒤로 뻗는 동작으로 운동 목적에 따라 한 자세로 버티면서 운동하는 방법, 팔과 다리를 번갈아 뻗으며 운동하는 방법 등이 있다. 플랭크보다 허리와 어깨에 부담을 덜 주면서 평형성을 기를 수 있는 좋은 동작이다.

언뜻 쉬워 보이지만 의외로 잘할 수 있는 사람이 많지 않다. 처음 할 때는 균형을 잡기 어려울 수 있고, 다리가 지나치게 위로 올라가기도 한다. 이때는 거울을 옆으로 보면서 자세를 바로잡고 트레이너의 지도를 받는 것이 좋다.

버드 독
bird dog

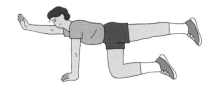

1 매트 위에 손바닥과 무릎을 대고 네발 자세를 만든다. 이때 손목, 팔꿈치, 어깨, 무릎과 골반이 바닥과 수직이 되게 한다.

2 팔꿈치 안쪽 주름이 서로 마주 보게 한다.

3 날개뼈 사이 척추 부분이 너무 좁혀지거나 벌어지지 않게 하면서 손, 무릎, 발로 바닥을 지그시 밀어내는 자세를 만든다.

4 목과 허리는 중립 자세를 유지하면서 시선은 1미터 정도 앞의 바닥을 바라본다.

5 등을 편평한 탁자처럼 만들어 등 위에 물이 담긴 컵을 올려두었다고 상상한다.

6 상상 속 컵의 물이 엎질러지지 않게 하면서 천천히 숨을 들이마시며 오른팔과 왼 다리를 앞뒤로 바닥과 평행하게 뻗는다.

7 숨을 내쉬면서 다시 제자리로 돌아온다.

8 왼팔과 오른 다리도 동일하게 실시한다.

coach's tip

- 좌우 각 10회씩 3세트 정도 실시하고, 운동 목적과 구성에 따라 횟수와 세트 수를 조절한다.

- 네발 자세를 할 때 손목이나 무릎이 아프다면 동작을 중지하고 플랭크 또는 데드 버그와 같이 손목과 무릎에 부담이 적은 동작으로 대체한다. 또는 짐볼 등을 배 쪽에 대고 손목과 무릎에 가해지는 체중 부담을 분산시켜 진행한다.

- 처음부터 팔과 다리를 동시에 뻗기가 어렵다면 양팔은 그대로 바닥에 대고 한 다리씩 뒤로 뻗는 동작을 먼저 연습한 뒤 팔을 뻗는 동작과 연결한다.

강력한 코어 운동을 원한다면, 플랭크

플랭크plank는 데드 버그와 버드 독 동작을 무리 없이 할 수 있는 사람에게만 추천하는 만만치 않은 운동이다. 한 자세로 버티면서 근육과 관절의 길이 변화 없이 힘을 주는 운동을 등척성 운동이라고 하는데, 몸을 움직이면서 하는 운동보다 혈압을 많이 높여 고혈압이 있는 사람은 주의해야 한다.

플랭크는 체중을 지탱하는 방식에 따라 양쪽 팔꿈치로 바닥을 지탱해서 버티는 엘보 플랭크elbow plank, 팔굽혀펴기를 할 때처럼 팔을 펴고 손바닥으로 바닥을 짚은 상태로 버티는 푸시업 플랭크push up plank, 옆으로 누워서 한쪽 팔로 버티는 사이드 플랭크side plank 등으로 나뉜다. 이 책에서는 엘보 플랭크와 사이드 플랭크 2가지를 소개한다. 플랭크 같은 코어 운동을 먼저 하고 나서 본격적인 상체나 하체 근육 운동을 하면 더욱 안전하고 효과적이다.

엘보 플랭크
elbow plank

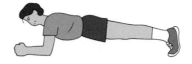

1 양 팔꿈치를 서로 마주 보도록 나란히 매트 위에 대고 엎드린다.

2 팔꿈치와 어깨는 바닥과 수직이 되고 목과 척추, 골반과 무릎, 발목이
  일직선이 되게 한다.

3 엉덩이가 너무 내려가지 않도록 주의하고, 엉덩이가 약간 올라가더
  라도 배와 엉덩이에 힘을 줄 수 있는 자세를 만든다.

4 숨을 참지 말고 짧게 내쉬면서 복압을 유지°한다.

5 20~30초씩 3회 정도 실시한다.

• 무거운 것을 들 때, 자신도 모르게 숨을 크게 들이마신 후 숨을 참는다. 이것이 본능적으로
  복압을 유지하려고 하는 동작이다.

사이드 플랭크
side plank

1 한쪽 팔꿈치를 어깨와 수직이 되도록 매트에 대고 옆으로 눕는다.

2 무릎을 구부려 바닥에 닿게 한 상태에서 팔꿈치로 지면을 밀면서 골반과 상체를 들어 올린다. 이때 척추와 경추는 중립 자세를 유지한다.

3 팔꿈치로 지면을 밀 듯이 하며 귀와 어깨가 멀어진 자세를 만든다.

4 호흡이 흐트러지지 않고 자세를 잘 유지할 수 있다면 무릎을 펴고 발로 바닥을 누르며 버티는 동작을 해본다.

5 20~30초 자세를 유지하고, 반대편도 동일하게 실시한다. 번갈아가며 3회씩 실시한다.

---

coach's tip

- 동작을 할 때 허리가 아프다면 바로 멈추고 앞에서 언급한 스리 먼스 포지션, 데드 버그, 버드 독과 같은 운동을 먼저 연습하는 것이 안전하다.

- 엘보 플랭크를 할 때 지속 시간과 반복 횟수는 운동 목적과 구성에 따라 조절한다.

복부 운동의 고전,
크런치

크런치crunch는 상복부(복직근 상부)를 단련하는 운동으로 상체를 완전히 들어 올리는 윗몸일으키기와 달리 허리는 바닥에 붙인 상태로 어깨와 등까지만 들어 올렸다가 내리는 동작이다. 복부의 긴장을 유지한 상태로 어깨를 들어 올리고 등을 구부리는 동작을 반복하는 크런치를 허리 건강을 파괴하는 나쁜 운동이라고 말하는 사람도 많다. 하루에 수백 번씩 몸통을 구부렸다 펴기를 반복하는 동작이 목과 허리에 과도한 부담을 주고, 디스크가 있는 사람에게는 치명적일 수 있다는 것이다. 맞다. 복근을 만들겠다고 크런치나 윗몸일으키기 같은 동작을 무리하게 하다 다치는 경우가 다반사다. 목과 허리를 다치는 것은 물론 탈장이 되는 사람도 있었다. 10여 년 전쯤 척추 전문 의사와 운동 전문가들로부터 '허리에 나쁜 운동'이라는 딱지가 붙은 크런치 대신 앞에서 소개한 데드 버그나 버드 독, 플랭크와 같은 운동이 널리 알려졌다. 하지만 크런치는 적정 횟수로 목적에 알맞게 운동하면 복부 근육에 좋은 자극이 되는 운동이며, 초보자는 다른 근육 운동에 비해 상대적으로 쉽게 시도해볼 수 있는 운동이기도 하다. 안전하다고 알려진 플랭크도 잘못하면 크런치와 마찬가지로 근골격계 부상*과 혈압 상승으로 고혈압 환자에게 위험한 운동이 될 수 있다. 그러니 어느 운동이든 적정량을 목적에 맞게 조절해서 하는 것이 중요하다. 운동은 '좋은 운동'과 '나쁜 운동'이 나뉘어 있지는 않다는 것을 기억하자!

---

* 근육, 건, 인대, 뼈와 이를 둘러싼 주변 조직에서 발생하는 부상.

크런치
crunch

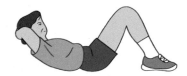

1 매트 위에 무릎을 세우고 누워 양손은 깍지를 낀 뒤 머리 뒤를 받친다.

2 숨을 짧게 내쉬면서 날개뼈가 바닥에서 살짝 떨어질 때까지 상체를 들어 올린다.

3 상복부가 긴장(수축)하는 것을 느끼면서 천천히 다시 상체를 내린다. 이때 머리와 어깨는 바닥에 다 닿지 않는다.

4 20~30회씩 3세트를 반복한다.

---

coach's tip

• 머리를 과도하게 당겨 목이 앞으로 너무 꺾이지 않도록 주의한다.

• 계속 목을 심하게 구부린다면 머리 뒤로 깍지를 끼지 말고 양손을 귀 뒤에 살짝 대고 동작을 해본다.

• 반복 횟수와 세트 수는 운동 목적과 구성에 따라 조절한다.

생각보다 많은 힘과 요령이
필요한 운동, 싯업

싯업sit up은 나비 자세로 앉은 상태에서 팔을 위로 올리며 뒤로 누웠다가 다시 앉은 자세로 돌아오는 동작이다. 무릎을 세운 상태로 상체를 일으키는 윗몸일으키기와는 다른 형태의 복부 운동으로 크로스핏에서 많이 사용한다.

싯업과 윗몸일으키기의 가장 큰 차이점은 2가지다. 첫째, 무릎을 바깥쪽으로 눕힌 나비 자세에서 상체를 일으키기 때문에 허벅지 앞쪽 근육의 개입이 상대적으로 적다. 둘째, 누우면서 팔을 머리 위로 들어 올렸다가 일어나면서 팔을 앞으로 빠르게 내리는 반동을 이용할 수 있다. 반동을 이용해서 일어나는 것은 복근을 효과적으로 자극하는 방식이 아니라고 생각할 수 있다. 팔의 반동을 이용하기 때문에 그만큼 복근이 힘을 덜 쓰게 되는 것은 맞다. 그러나 반동은 몸이 효율적으로 움직이게끔 도와주므로 일어날 때 반동이 주는 도움은 부수적일 뿐이다.

나는 싯업을 할 때 누운 자세에서 일어나는 걸 힘들어하는 분들에게는 누울 때 다리 하나를 들어 올리면서 다리의 반동도 사용하라고 한다. 처음에는 반동의 도움을 받아 일어나던 사람도 연습을 계속하면 반동을 이용하지 않고도 쉽게 일어날 수 있다.

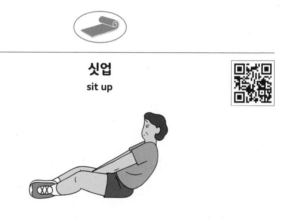

싯업
sit up

1 매트 위에 나비 자세로 앉아 양손 손가락을 살짝 마주 잡는다.

2 상체를 약간 둥글게 말아 꼬리뼈부터 등까지 매트에 닿게 눕는다. 이때 팔도 같이 머리 위로 들어 올린다.

3 손끝이 머리 위 바닥에 살짝 닿으면 숨을 내쉬면서 팔을 힘껏 몸 앞으로 내리며 상체를 일으켜 처음 자세로 돌아온다.

4 손끝으로 발이 놓인 바닥 앞쪽을 살짝 터치하고 다시 팔을 들어 올리며 누웠다 일어나기를 반복한다.

5 10~15회씩 3세트 실시한다.

coach's tip

- 누웠다 일어나기가 어렵다면 양팔과 더불어 한 다리를 들어 올리면서 팔과 다리의 반동을 같이 사용해 일어난다.

- 동작을 할 때 몸에 통증이 느껴진다면 중지하고 크런치나 레그 레이즈 등 다른 복부 운동으로 대신한다.

★ 어깨 운동 제대로 하기

한 세트에 15회 반복 후 2분간 휴식합니다. 총 3세트를 실시합니다. 비기너라
면 처음부터 무리하지 말고 1세트씩만 실시해도 좋습니다.

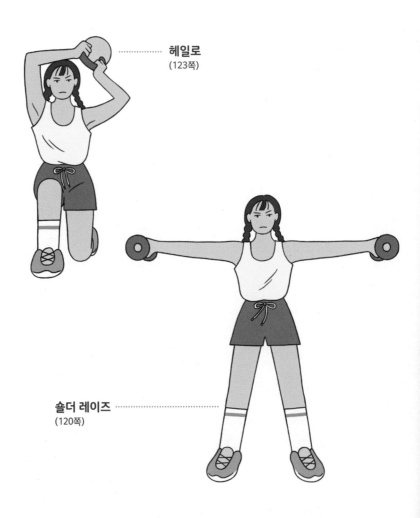

헤일로
(123쪽)

숄더 레이즈
(120쪽)

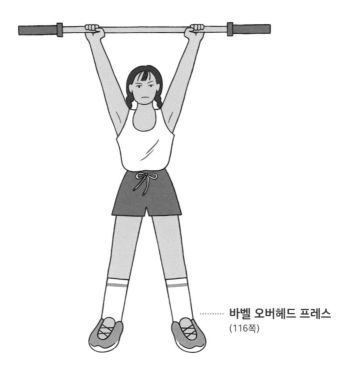

바벨 오버헤드 프레스
(116쪽)

기구를 머리 위로 들어 올리는 오버헤드 프레스

어깨 운동을 하는 모습을 보면 덤벨을 들고 팔을 옆으로 들거나 위로 올리는 동작을 많이 한다. 어깨 근육이라고 하면 보통 삼각근을 일컫는데, 이 근육은 팔을 위로 드는 역할을 하기 때문이다. 삼각근은 어깨 앞부분의 전면 삼각근, 옆 부분의 측면 삼각근(중간 삼각근), 그리고 뒷부분의 후면 삼각근 이렇게 세 부분으로 이루어져 있고, 시각적으로는 체형과 체격을 가늠하는 기준이 되기도 한다. 그래서 피트니스 센터에 가면 기구를 머리 위로 들어 올리며 어깨 근육을 도드라지게 만드는 데 열중하는 사람을 많이 볼 수 있다.

이렇게 기구를 머리 위로 올리는 동작을 오버헤드 프레스 overhead press라고 한다. 오버헤드 프레스는 삼각근 전체와 주변 근육을 모두 단련할 수 있는 운동으로 덤벨, 바벨, 케틀벨 등 어떤 것으로 해도 좋다. 다만 양팔의 근력이나 가동 범위가 다른 경우 바벨을 이용해 운동을 하면 상대적으로 근력이 우세한 팔이 더 많은 힘을 사용하게 되므로 확인이 필요하다. 만일 바벨을 잡고 들어 올리는 동작을 할 때 바벨이 한쪽으로 기울어지거나 한쪽 어깨를 일정한 각도 이상 움직이기 불편하다면 한 팔씩 따로 운동할 수 있는 덤벨, 케틀벨 같은 소도구를 사용하는 것이 안전하다.

오버헤드 프레스는 선 자세뿐 아니라 앉아서도 한다. 앉은 자세에서 하면 하체와 허리의 힘을 차단할 수 있어 어깨 근육을 좀 더 집중적으로 단련할 수 있다는 장점이 있다. 하지만 허리 관절과 엉덩이에 부담을 주어 무거운 걸로는 하기 어려워 바벨보다 절반 이상 가벼운 덤벨을 이용한 오버헤드 프레스를 주로 한다.

바벨 오버헤드 프레스
overhead press

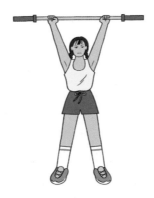

1 바벨이 어깨 아래, 가슴 상부 높이에 위치하도록 바벨 랙을 세팅한다.(바벨 랙이 없는 경우 2번부터 따라 하면 된다.)

2 바벨을 어깨너비보다 약간 넓게 잡고 무릎을 굽혀 자세를 낮춘 다음 전완(손목부터 팔꿈치까지)이 바닥과 수직이 되게 하면서 무릎을 펴 바벨을 랙에서 들어 올린다.

3 위에서 내려다봤을 때 바벨보다 팔꿈치가 약간 앞으로 나오게 잡는다. 이때 바벨은 턱 아래 위치한다.

4 숨을 들이마시고 턱을 살짝 뒤로 빼면서 바벨을 최대한 바닥과 수직이 되게 한 상태로 위로 밀어 올린다.

5 바벨이 얼굴 앞을 통과하며 머리 위로 올라갈 때 뒤로 약간 기울였던 상체가 다시 제자리로 돌아오면서 바벨은 정수리 위, 양팔은 귀 옆에 위치하게 한다.

6 다시 천천히 제자리로 돌아오면서 숨을 내쉰다.

7 무게에 따라 3~10회씩 3세트 정도 실시한다.

---

coach's tip

- 상체를 너무 많이 뒤로 젖힌 상태로 기구를 머리 위로 들어 올리면 허리를 다칠 수 있다.

- 어깨가 앞으로 굽은 라운드 숄더를 가졌거나 어깨의 유연성이 부족한 경우 에는 관련 문제를 먼저 해결한 뒤 오버헤드 프레스를 한다.

- 목 뒤로 바벨을 내리는 비하인드 넥 프레스behind neck press 동작은 어깨가 다칠 확률이 높으므로 초보자는 하지 않는 것이 좋다.

- 덤벨 오버헤드 프레스를 할 때 덤벨을 턱보다 아래까지 내리면 어깨 관절에 경련이 일어날 수도 있다. 대략 귀 높이 정도까지 내렸다가 올리도록 한다.

어깨 근육을 섬세하게 다듬어주는 숄더 레이즈

오버헤드 프레스와 더불어 어깨 운동의 양대 산맥이라고 할 수 있는 숄더 레이즈shoulder raise는 어깨 근육의 어떤 면을 단련하고 싶은지에 따라 여러 가지 방법으로 나뉜다. 기구를 앞으로 들어 올리는 프론트 레이즈front raise는 전면 삼각근*, 기구를 옆으로 들어 올리는 레터럴 레이즈lateral raise는 측면 삼각근을 주로 자극한다. 상체를 앞으로 숙이고 하는 벤트 오버 레터럴 레이즈bent over lateral raise는 어깨 뒷부분, 즉 후면 삼각근을 강화할 수 있다. '숄더 레이즈'라고 하면 보통 덤벨을 들고 하는 사이드 레터럴 레이즈를 말한다.

레이즈 운동은 움직임을 만들어내는 중심 관절에서부터 무게 중심점까지의 거리가 운동 강도를 결정하는 모멘트성 운동**으로, 덤벨을 아래로 내리고 있을 때는 별 느낌이 없다가 팔이 바닥과 수평에 가까워질수록 힘들어진다. 너무 빨리 움직이면 운동 효과가 줄어들므로 느리게 움직이며 마무리 단계에서 1~2초 멈췄다가 내려가는 것이 좋다.

사이드 레터럴 레이즈
side lateral raise

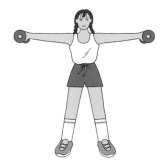

1 무게가 가벼운 덤벨을 양손에 잡고 골반 너비로 선다. 팔에 힘이 많이 들어가지 않도록 덤벨을 떨어뜨리지 않을 정도로만 손에 힘을 준다.

•   이 책 210쪽에서 삼각근 위치를 확인할 수 있다.
•• 움직임을 만들어내는 중심 관절에서부터 무게 중심점까지의 거리가 운동 강도를 결정하는 운동.

2 팔을 옆으로 벌리면서 팔꿈치가 어깨와 같거나 약간 낮은 위치에 올 때까지 천천히 들어 올린다.

3 내릴 때는 올릴 때보다 좀 더 천천히 진행하고, 팔이 완전히 아래로 늘어뜨려지지 않을 정도까지만 내렸다가 다시 올린다.

4 숨은 자연스럽게 쉰다. 덤벨을 잡은 엄지손가락의 위치를 새끼손가락보다 낮게 두고 동작을 하면 측면 삼각근을 좀 더 자극할 수 있다.

5 12~15회씩 3세트 정도 실시한다.

---

coach's tip

- 이 동작을 앉아서 하면 하체의 개입이 적어져 서서 할 때보다 조금 더 어깨 근육을 자극할 수 있다.

- 덤벨 대신 탄력 밴드를 이용해도 좋다. 탄력 밴드로 사이드 레터럴 레이즈를 하면 동작을 할 때 근육의 긴장을 지속하면서 가동 범위를 더 크게 할 수 있다.

어깨와 상체의 가동성을 높여주는 헤일로

   예수님이나 부처님 머리 뒤로 둥글게 비치는 '후광'을 의미하는 헤일로halo는 그 뜻처럼 케틀벨을 머리 주변으로 둥글게 원을 그리면서 돌리는 동작이다. 어깨를 비롯한 상체 전반의 가동성을 높여준다. 헤일로는 기구를 아래에서 위로 드는 단순한 동작인 프레스나 레이즈보다 훨씬 다양한 각도로 어깨 관절과 근육을 자극하고, 실생활에서 어깨가 움직이는 것과 비슷하게 움직이며 기능적 근력을 강화할 수도 있는 좋은 운동이다. 한쪽 무릎을 꿇고 하는 하프 닐링 헤일로half kneeling halo는 어깨 가동성, 근력 향상과 더불어 코어 활성화까지 도와준다. 이런 장점을 가진 헤일로의 응용 동작은 어깨를 다양한 각도로 움직여야 하는 야구선수, 격투기선수들의 훈련에서 많이 볼 수 있다.

하프 닐링 헤일로
half kneeling halo

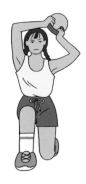

1 매트 위에 한쪽 무릎을 꿇은 자세로 앉는다.

2 무게가 가벼운 케틀벨을 어깨와 귀에서 멀어진 가슴 높이에 있도록
   잡는다. 이때 케틀벨 바닥은 위를 향한다.

3 케틀벨을 돌릴 때 몸이 중심을 잃지 않도록 배와 엉덩이에 힘을 준다.

4 케틀벨로 머리 주위에 천천히 원을 그린다.

5 원이 조금씩 작아지면서 높이도 낮아지도록 돌린다.

6 한 방향으로 3~5회씩 돌린 뒤 양쪽 방향 모두 실시한다.

7 발을 바꿔서 똑같이 한다.

소중한 어깨를 잘 지키자!
어깨 관절 안정 및 근육 활성화 운동

어깨 운동의 목적은 근육의 부피를 도드라지게 키우는 것보다 어깨 관절과 쇄골, 날개뼈, 팔뼈가 제자리에 잘 위치하고, 통증 없이 팔을 자유롭게 움직일 수 있게 하는 것이다. 왜냐하면 어깨 운동은 물론 대부분의 가슴 운동, 등 운동은 어깨 관절을 사용해야 가능한데, 어깨 관절은 다른 여러 관절 중에서도 가동 범위가 가장 넓어 그만큼 다치기도 쉽기 때문이다. 예를 들어 어깨 관절에서 팔을 몸쪽으로 당기는 동작은 등 근육을 단련할 수 있고, 팔을 앞으로 미는 동작은 가슴 근육을 단련할 수 있다. 또 어깨 근육은 주로 팔을 위로 올리는 동작으로 훈련한다. 이렇게 중요한 역할을 하는 어깨 관절에 통증이 생기면 운동은 물론 일상생활도 상당히 불편해진다.

어깨 운동을 하기 전에는 현재 자신의 어깨가 앞으로 너무 굽어 있지는 않은지, 목 주위의 어깨 근육만 긴장하고 있지는 않은지, 안정성을 만들어내는 근육이 활성화되어 있는지 확인해야 한다. 특히 어깨를 다치거나 아팠던 적이 있다면 더욱 주의해야 한다.

먼저 날개뼈가 안정적으로 제자리에 잘 있도록 도와주는 근육들이 제 역할을 잘하고 있는지 확인해보자. 해부학적으로 봤을 때 날개뼈는 갈비뼈 뒤에 붕 떠 있고, 바깥쪽 끝에 팔뼈가 붙어 있다. 이렇게 공중에 떠 있는 날개뼈를 잡아주는 것이 주변 근육이다. 그래서 날개뼈를 잡아주는 근육, 소위 속 근육local muscle이라고 이야기하는 전거근과 중간 하부 승모근이 활성화되어 있는지가 매우 중요하다. 만일 이 근육들이 제 역할을 하지 못한다면 겉 근육global muscle인 광배근, 견갑거근, 상부 승모근을 사용해서 움직이게 되는데, 이들은 날개뼈를 안정되게 잡아주는 근육이 아니라 움직임을 만들어내는 근육이다. 그래서 속 근육인 전거근과 중간 하부 승모근을 잘 쓰지 못하면서 운동을 하면 날개뼈가 덜렁덜렁하는 듯하고 붕 떠 있고 헛도는 것처럼 느껴지기도 한다. 당연히 어깨를 다칠 위험성도 엄청나게 높아진다. 그러니 상체 운동을 하기 전에는 전거근을 비롯한 어깨 주변 근육 활성화 운동과 마사지 등 준비 운동을 꼭 하자.

소흉근* 마사지

1 의자에 앉아서 한쪽 팔꿈치를 책상에 대고 팔씨름하듯이 손을 위로 든다. (이 책에 실린 동영상은 바닥에 앉아서 마사지를 했다.)

2 책상에 기댄 팔의 겨드랑이 틈에 반대쪽 손의 네 손가락을 넣고 몸 앞쪽으로 살짝 당겨 잡히는 근육을 손으로 잡는다.

3 잡은 근육을 지그시 30초 정도 몸 앞쪽으로 당겨주며 2세트씩 반복한다.

4 반대쪽도 동일하게 실시한다.

5 마사지 볼이 있다면 쇄골 아래 가슴 근육 위에 볼을 올려놓고 문지르면서 풀어줘도 좋다.

• 이 책 210쪽에서 소흉근 위치를 확인할 수 있다.

전거근* 활성화 운동

1 매트 또는 의자에 엉덩이뼈가 닿도록 바르게 앉는다.

2 오른팔을 앞으로 뻗는다. 이때 어깨가 올라가지 않도록 팔을 아래로 40도 정도 내린다.

3 팔을 바깥으로 45도 정도 벌린다.

4 왼손 엄지손가락은 가슴, 나머지 손가락은 겨드랑이 아래쪽에 댄다.

5 오른쪽 날개뼈를 팔을 뻗은 방향으로 살짝 밀어준다는 상상을 하면서 팔을 앞으로 뻗는다. 이때 왼손 엄지손가락 아래 있는 가슴 근육은 움직이지 않고 겨드랑이 아래 전거근이 미세하게 손가락을 밀어내는 느낌이 나는지 확인한다.

6 20회 정도 반복하고 반대 팔도 동일하게 실시한다.

• 이 책 210쪽에서 전거근 위치를 확인할 수 있다.

★ 가슴 운동 제대로 하기

한 세트에 15회 반복 후 2분간 휴식합니다. 총 3세트를 실시합니다. 비기너라면 처음부터 무리하지 말고 1세트씩만 실시해도 좋습니다.

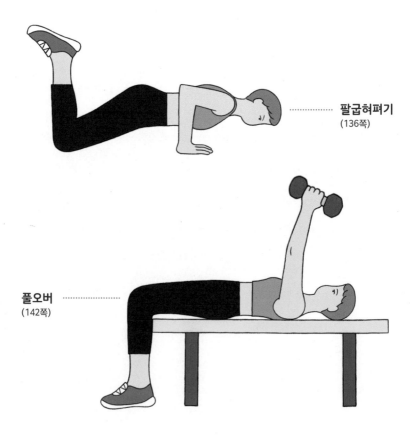

팔굽혀펴기
(136쪽)

풀오버
(142쪽)

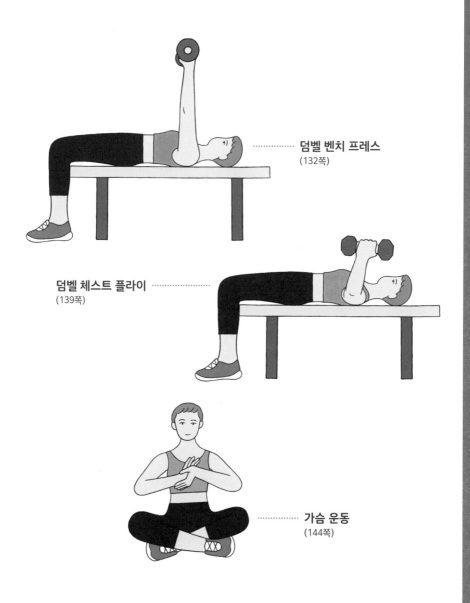

덤벨 벤치 프레스
(132쪽)

덤벨 체스트 플라이
(139쪽)

가슴 운동
(144쪽)

가슴의 힘을 깨우는
덤벨 벤치 프레스

가슴 근육은 등 근육과 더불어 상체의 가장 큰 근육 중 하나로 무언가를 앞으로 밀어내거나 던질 때, 격투기에서는 상대를 조를 때 사용된다. 가슴 근육은 시각적인 면에서도 어깨 근육과 더불어 눈에 바로 띄는 위치에 있어 특히 남성들이 운동할 때 신경을 많이 쓰는 부위이기도 하다. 하지만 여성들 중에는 가슴에 근육이 있다는 것을 잘 인식하지 못하는 사람이 많다. 사회에서 여성의 가슴은 섹슈얼리티나 모성의 상징으로만 여기지 운동을 해서 근육을 키워야 하는 부위로는 여기지 않기 때문이다. 인터넷 검색창에 가슴 운동을 치면 '남자 가슴 만들기', '넓은 가슴 만들기'라는 제목으로 상체를 탈의한 남성이 가슴을 뽐내는 사진이 첨부된 글들이 먼저 뜨기도 한다. 이런 사회적 분위기와 더불어 여성이든 남성이든 일상생활에서 가슴 근육을 쓸 일도 별로 없어 근육 운동을 할 때 가슴 근육이 사용되는 느낌을 잘 모르는 사람도 많다.

나 역시 상체 운동 중 가슴 운동은 유독 어렵다는 느낌을 받는다. 스쿼트, 데드리프트 같은 하체 운동은 연습하는 만큼 들 수 있는 무게도 늘어나고 실력이 좋아지는 것을 느낀다. 그런데 벤치 프레스 같은 운동은 들 수 있는 무게가 늘어나는 속도도 매우 느리고, 잘못하다 어깨와 손목에 무리가 와서 운동을 쉰 적도 몇 번이나 있었다. 여성은 몸의 무게 중심을 맞추기 위해 유방의 무게로 인한 보상 작용으로 흉근이 작아지고 척추 굴곡이 가팔라졌다. 또한 팔을 다 펴면 바깥으로 벌어지는 각도가 커서 무게를 들 때 위험할 수 있어 가슴 근육 운동에 특히 어려움을 느낀다. 하지만 무엇보다 여성의 근력 운동과 체력 향상에 대해 지금까지 무관심했던 점이 가슴 근육 운동을 어렵게 느끼게 하는 가장 큰 이유가 아닐까? 구조적인 약점은 체계적인 트레이닝과 기술 향상으로 보완하고, 여성이 가진 높은 수준의 유연성과 지구력은 더욱 강점으로 가져가는 방향으로 운동을 해나가면 좋을 것이다.

가슴 운동이 처음이라면 가벼운 덤벨을 들고 하는 덤벨 벤치 프레스dumbbell bench press 운동부터 해보자. 차근차근 운동을 해나가다 보면 무릎을 대지 않고 자기 체중을 밀어 올리는 팔굽혀펴기 push up와 바벨 벤치 프레스barbell bench press도 거뜬히 할 수 있다.

덤벨 벤치 프레스
dumbbell bench press

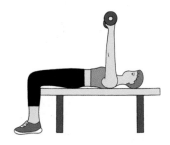

1 양손에 너무 무겁지 않은 덤벨을 들고 벤치 위에 등을 대고 눕는다.

2 오버 그립*으로 덤벨을 잡고 가슴 옆으로 내린다. 처음에는 어깨와 팔이 가장 자연스럽게 느껴지는 위치로 내린다. 이때 덤벨이 몸 쪽으로 모이거나 바깥으로 벌어지지 않게 한다.

3 가슴의 힘을 이용한다는 느낌으로 숨을 내쉬면서 팔을 쭉 편다.

4 천천히 제자리로 돌아온다.

5 10~15회씩 3세트 정도 진행한다.

• 오버 그립over grip은 손등이 앞쪽으로 향하게 잡는 방법.

coach's tip

- 팔꿈치를 너무 깊이 내리면 어깨에 부담을 줄 수 있으니 주의하자.

- 마무리 자세에서는 그립 방향을 중립 그립*으로 바꾸는 방식으로 진행하면 가슴 근육을 더 많이 수축시킬 수 있다.

- 벤치가 아닌 바닥에 누워서 이 동작을 할 경우 팔의 가동 범위가 제한되어 근육 운동 효과가 적을 수 있다. 그러나 어깨 재활이 필요하거나 동작을 처음 배우는 사람이라면 바닥에서 하는 덤벨 프레스를 먼저 연습하는 것도 안전하게 운동할 수 있는 좋은 방법이다.

- 팔을 독립적으로 움직이는 것이 바닥에 엎드렸다 일어나는 팔굽혀펴기 동작보다 어려울 수 있다. 그럴 때는 무릎을 대고 하는 팔굽혀펴기 동작을 먼저 연습한 뒤 이 운동을 하는 것도 좋다.

- 탄력 밴드를 등에 걸치고 양 손바닥에 걸어 앞으로 밀어내는 프레스 운동으로 변형해서 하는 방법도 있다.

- 중립 그립(뉴트럴 그립neutral grip)은 덤벨을 쥘 때, 양 손바닥이 몸 쪽으로 향하도록 마주 보게 잡는 방법.

가슴, 팔, 어깨, 코어를
고루 단련할 수 있는 팔굽혀펴기

팔굽혀펴기는 도구를 사용하지 않는 맨몸 운동 중 꽤 난이도가 있는 동작이다. 상체의 힘이 약하면 똑바로 몸을 들어 올릴 수 없고, 체중이 많이 나가는 사람은 손목과 허리, 어깨 관절에 가해지는 부담도 상당하다. 그래서 운동 초보자나 체중이 많이 나가는 사람에게는 바로 권하지 않는 편이다. 대신 무릎을 대고 하는 팔굽혀펴기인 니 푸시업 knee push up, 벽에 손을 대고 서서 하는 팔굽혀펴기인 월 푸시업 wall push up, 허리보다 약간 높은 위치에 바벨을 세팅한 뒤 바벨을 잡고 뒤꿈치를 들고 하는 인클라인 바 푸시업 incline bar push up처럼 상대적으로 쉬운 푸시업 동작을 먼저 연습하게 한다. 이 동작들을 무리 없이 한 번에 15회 이상 할 수 있게 되면 바닥에서 다리를 펴고 하는 팔굽혀펴기도 시도해보자!

니 푸시업
knee push up

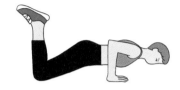

1 매트 위에 엎드려 무릎을 굽힌 뒤 검지가 정면을 바라보는 방향으로 양손을 가슴 옆에 둔다. 팔꿈치는 뒤를 향하게 하고 40도 정도 바깥으로 벌린다. 전완은 바닥과 수직이 되게 한다.

2 숨을 들이마셔 복압을 만든 뒤 바닥을 힘껏 밀면서 상체를 일직선으로 일으킨다.

3 배와 허리에 힘을 주고 배가 아래로 내려가거나 엉덩이가 뒤로 빠지지 않게 상체를 곧은 자세로 유지하면서 천천히 내려간다. 내려갈 때 숨을 들이마신다.

4 다시 숨을 내쉬면서 가슴에 힘을 주며 바닥을 힘껏 밀어 상체를 곧게 들어 올린다.

5 10~15회씩 3세트 정도 한다.

coach's tip

- 니 푸시업을 하다 보면 무릎이 뒤로 밀려 위에서 내려다봤을 때 점점 손이 어깨보다 위로 올라가게 된다. 그런 상태로 계속하면 어깨와 손목을 다칠 수 있으므로 틈틈이 자세를 교정하자.

- 팔꿈치가 옆으로 벌어지지 않도록 주의하고, 몸을 일으킨 자세에서 팔꿈치 안쪽의 주름이 정면을 향할 정도로 팔을 다 펴지는 말자. 팔꿈치 안쪽 주름 끼리 서로 마주보는 정도까지 팔을 편다.

- 3세트를 무리 없이 할 수 있게 되면 일반 팔굽혀펴기로 바꾸어 시도해본다.

가슴 근육을 다듬어주는 운동, 덤벨 체스트 플라이

덤벨 체스트 플라이dumbbell chest fly는 앞에서 소개한 숄더 레이즈처럼 모멘트*성 운동으로 날갯짓을 하듯 팔을 벌렸다 모으는 동작이다. 근육의 부피나 힘을 키우기보다는 가슴 근육의 모양을 다듬고 가동 범위를 늘리는 스트레칭으로 많이 사용한다. 덤벨 벤치 프레스와 달리 팔의 삼두근이 개입하지 않아 팔이 먼저 피로해지지는 않는다. 다만 가슴 근육보다 어깨 근육을 더 많이 쓰는 것처럼 느끼기 쉽다. 마무리 동작에서는 가슴 근육에 느껴지는 저항이 거의 없는 모멘트성 운동이기 때문에 가슴 근육의 수축을 느끼기 위해 덤벨을 완전히 가슴 위까지 올리지 않고 4분의 3 정도 올린

---

* 덤벨 체스트 플라이의 모멘트는 '덤벨 중량×어깨 관절에서 덤벨까지의 수평 거리'이다.

뒤 잠깐 멈췄다가 제자리로 내리는 방식으로 긴장을 유지하기도
한다.

덤벨 체스트 플라이
dumbbell chest fly

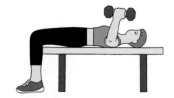

1 무게가 가벼운 덤벨을 양손에 잡고 벤치 위에 눕는다.

2 팔꿈치를 약간 구부린 뒤 중립 그립으로 덤벨을 잡고 가슴 앞으로 뻗
  어 서로 마주 보게 한다. 어깨가 너무 긴장되어 있지는 않은지 확인하
  고 날개뼈를 제자리에 고정한다.

3 숨을 들이마시며 팔꿈치를 좀 더 구부리면서 팔을 천천히 옆으로 벌
  린다.

4 가슴 근육의 긴장을 유지한 채 팔꿈치가 벤치보다 약간 아래 위치할
  정도로 팔을 천천히 내린다. 팔을 너무 아래까지 내리면 어깨에 부담
  을 많이 줄 수 있으니 주의한다.

5 팔을 내린 자세에서 1초 정도 머문 뒤 다시 숨을 내쉬면서 굽혔던 팔

꿈치를 펴며 가슴 위쪽으로 팔을 올린다. 이때 팔을 다 펴고 가슴 위까지 덤벨을 올리면 가슴 근육의 자극이 잘 느껴지지 않을 수 있다. 가슴에 의도적으로 힘을 주거나 완전히 다 올리지 말고 4분의 3 정도만 올린다.

6 10~15회씩 3세트 정도 한다.

---

coach's tip

- 덤벨 벤치 프레스를 할 때보다 가벼운 덤벨을 사용한다.

- 동작을 하는 중에는 팔을 완전히 펴지 않도록 주의한다. 특히 바닥으로 내릴 때 팔을 펴면 이두근과 어깨에 부상을 입을 수 있다.

- 덤벨이 가벼우면 팔꿈치를 구부리는 각도를 좀 더 키워 강도를 높일 수 있고, 덤벨이 무거우면 팔꿈치를 많이 구부리면서 강도를 조절하게 된다. 따라서 덤벨이 무거울수록 근육에 가해지는 자극이 커지는 것은 아니다.

- 덤벨 체스트 플라이 동작을 하다 힘들면 덤벨 벤치 프레스 동작으로 바꿔서 진행해도 좋다. 이렇게 하면 더 많이 반복할 수 있다.

스트레칭과 근력 강화를 동시에 할 수 있는 풀오버

가슴과 어깨는 스트레칭이 꼭 필요한 부위인데 근육 운동에 너무 집중하다 보면 유연성을 잃어버릴 수 있다. 그런데 풀오버pull over는 어깨와 가슴 근육을 스트레칭extension하면서 근력도 기를 수 있는 장점을 가졌다. 그래서 나는 꼭 가슴 근육을 강화할 목적이 아니더라도 본 운동 전에 4~6킬로그램의 가벼운 케틀벨을 이용해 풀오버를 자주 하는 편이다. 일상생활을 할 때 움츠러들기 쉬운 흉곽을 확장하는 스트레칭이 되기 때문이다.

풀오버는 보통 벤치에 누워서 하는데 바닥이나 스텝 박스 위에 누워서 하기도 한다. 양손에 덤벨을 하나씩 잡고 하는 난이도 높은 응용 동작도 가능하다. 초보자라면 무게가 양쪽으로 분산된 덤벨을 두 손으로 잡고 하는 풀오버를 먼저 연습해보자!

풀오버
pull over

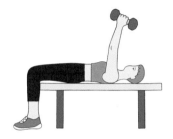

1 덤벨의 한쪽을 양 손바닥이 천장을 향하도록 두 손으로 감싸듯이 잡고 벤치 위에 눕는다.

2 덤벨이 가슴 중앙 정도에 위치하도록 팔을 뻗어 자세를 잡는다.

3 숨을 들이마시면서 팔꿈치를 천천히 구부려 머리 위쪽으로 덤벨을 내린다. 덤벨을 내릴 때 팔을 펴면 어깨 관절이 불안정해지므로 팔꿈치를 약간 굽힌다. 여기서 팔을 너무 많이 구부리면 가슴 근육보다 등 근육에 더 많은 힘이 실리므로 팔꿈치의 각도를 잘 조절한다.

4 숨을 내쉬면서 내릴 때보다 빠른 속도로 제자리로 돌아온다. 가슴 근육의 힘으로 팔을 들어 올린다는 느낌으로 한다.

5 15회씩 3세트 정도 한다.

사무실에서 일하다가도 할 수 있는
가슴 운동

아이소메트릭 엑서사이즈isometric exercise는 버티는 운동, 즉 등척성 운동이라고 한다. 관절과 근육의 길이는 변하지 않는 정적인 상태에서 근육이 수축하는 걸 의미한다. 손을 벽에 대고 힘껏 민다고 상상해보자. 몸은 움직이지 않지만 힘은 주고 있는 상태를 아이소메트릭이라고 한다. 팔꿈치를 바닥에 대고 버티는 코어 운동 플랭크도 아이소메트릭 운동 중 하나다. 팔이나 다리에 깁스를 한 환자들도 그 상태로 벽을 미는 아이소메트릭 방식을 이용하면 근육 운동을 할 수 있다. 다만 아이소메트릭 운동은 혈압을 많이 높일 수 있어 고혈압이 있다면 주의해야 한다.

가슴 근육은 앞에서 언급한 것처럼 미는 동작을 할 때 동원된다. 그래서 양손을 가슴 앞으로 모으고 맞닿은 손바닥을 서로 힘껏 밀면 팔 안쪽과 가슴 근육을 단련할 수 있다. 손을 모으고 기도하는 자세와 비슷하다. 지금 바로 할 수 있는 동작이니 한번 시도해보자!

아이소메트릭 가슴 근육 운동
isometric exercise

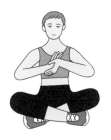

1 앉은 자세에서 양손을 가슴 앞으로 모은다. 양손의 위치는 가슴과 주먹 하나 반 정도 떨어뜨린다. 어깨와 귀는 살짝 멀어지는 느낌으로 어깨에 너무 힘이 들어가지 않게 한다.

2 맞닿은 손바닥을 서로 민다. 10초 정도 힘껏 밀어낸다.

3 힘을 뺐다가 다시 힘주기를 5회 정도 반복한다.

coach's tip

- 힘을 주는 동안 숨을 잘 내쉰다.

- 팔꿈치가 너무 높으면 어깨가 솟고 손목이 많이 꺾이므로 팔꿈치가 바닥과 평행하거나 약간 아래로 내려가도록 자세를 잡는다.

움츠러들기 쉬운
가슴을 펴주는 스트레칭과 마사지

등이나 어깨 근육의 마사지와 스트레칭은 열심히 하면서 가슴 근
육은 간과하는 사람이 많다. 그런데 컴퓨터를 많이 사용하는 사람
들은 등이나 어깨 마사지보다 몸 앞의 가슴 근육 마사지와 흉곽 스
트레칭이 더 중요하다. 어깨가 굽은 자세는 가슴 주변 근육은 짧아
지고 등 근육은 늘어난 상태를 만들기 때문이다. 그래서 이미 늘어
난 등 근육을 과도하게 마사지하면 오히려 상태가 더 악화될 수도
있다. 이제부터는 가슴 근육 마사지와 가슴과 흉곽의 스트레칭도
중요하게 챙기자!

공을 이용한 가슴 근육 마사지

1 벽을 마주 보고 서서 겨드랑이와 가까운 왼쪽 가슴 윗부분에 공을 대고 벽에 기댄다.

2 공을 벽 쪽으로 지그시 누르면서 천천히 좌우로 움직인다.

3 숨을 편안하게 쉬면서 통증이 느껴지는 부분은 너무 문지르지 말고 그 주변에 공을 대고 가만히 눌러준다.

4 반대편도 동일하게 실시한다.

5 손으로 공을 잡고 굴려주면서 가슴 위쪽, 쇄골 아랫부분을 마사지해도 좋다.

로우 런지 인사이드 & 아웃사이드 트위스트
low lunge inside & outside twist

1 매트 위에 네발 자세로 엎드린다.

2 바닥을 짚은 오른손 바깥쪽에 오른발을 놓는다. 다리 모양이 마치 한쪽 무릎을 꿇은 런지 자세처럼 보인다.

3 숨을 내쉬면서 천천히 오른쪽으로 몸통을 돌리며 오른손은 천장 쪽으로 뻗는다. 이때 팔을 편 상태에서 천장 쪽으로 몸을 돌리면 어깨가 과도하게 스트레칭되므로 몸통이 완전히 오른쪽으로 돌아가기 전까지는 팔꿈치를 구부리고 마지막에 팔을 편다. 다시 제자리로 돌아와 같은 동작을 5회 반복한다.

4 왼쪽 방향으로 몸통을 돌리면서 왼손을 천장 쪽으로 뻗는다. 오른쪽으로 동작을 했을 때보다 중심을 잡기가 조금 더 어렵고, 오른쪽 허벅지 안쪽과 고관절이 스트레칭 되는 강도도 더 세다. 5회 반복한다.

5 다시 네발 자세로 돌아와서 이번엔 왼손 바깥쪽에 왼발을 놓는다.

6 숨을 내쉬면서 왼쪽으로 몸통을 천천히 돌리면서 왼손을 천장 쪽으로 뻗는다. 이렇게 5회 반복한 뒤 그 자세에서 오른쪽으로 몸통을 돌리면서 오른손을 천장 쪽으로 뻗는다. 마찬가지로 5회 반복한다.

문틀을 이용한 가슴 근육 스트레칭

1 문틀 앞에 서서 팔꿈치를 90도로 굽혀 문 기둥에 갖다 댄다.

2 숨을 내쉬면서 바깥쪽에 있는 다리를 천천히 앞으로 내밀며 가슴 근육과 어깨가 늘어나도록 몸을 기울인다. 20초 정도 머물다가 반대쪽도 동일하게 한다.

★ 등 운동 제대로 하기

한 세트에 15회 반복 후 2분간 휴식합니다. 총 3세트를 실시합니다. 비기너라
면 처음부터 무리하지 말고 1세트씩만 실시해도 좋습니다.

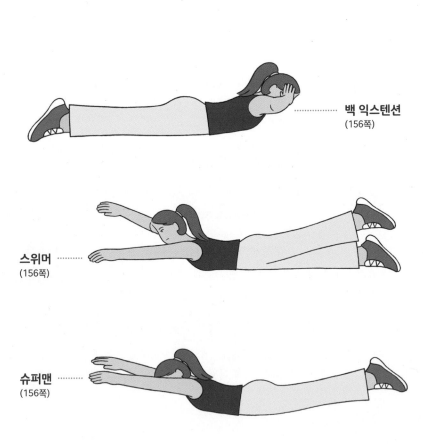

백 익스텐션
(156쪽)

스위머
(156쪽)

슈퍼맨
(156쪽)

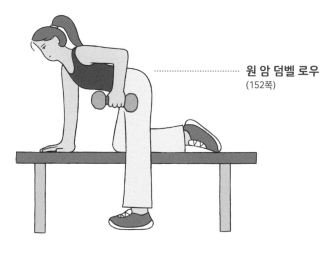

원 암 덤벨 로우
(152쪽)

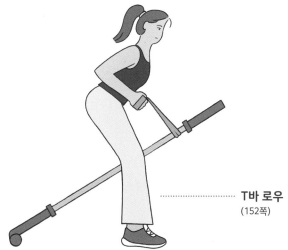

T바 로우
(152쪽)

기구를 몸 쪽으로 당기는 운동,
로우

"운동 이름에 로우row가 들어가면 등 운동이야."

처음 피트니스 센터에서 아르바이트를 시작했을 때 만난 선배 트레이너가 한 말이다. 왜 '로우'가 들어가면 등 운동이라고 할까? 노를 젓는다는 뜻의 로우는 정면에 있는 무거운 것을 몸 쪽으로 당기는 동작을 의미한다. 이렇게 몸 쪽으로 당기는 동작을 할 때 등 근육이 동원되기 때문에 '로우'가 등 운동이 되는 것이다. 로우는 힙 힌지 자세에서 밑에 있는 기구를 당겨 올리는 벤트 오버 로우bent over row와 몸을 세운 자세에서 정면에서 몸 쪽으로 기구를 당기는 패럴렐 로우parallel row로 구분된다. 여기서는 벤트 오버 로우 중 원 암 덤벨 로우one arm dumbbell row, T바 로우T-bar row, 패럴렐 로우 중 시티드 밴드 로우seated band row를 소개한다. 원 암 덤벨 로우는 한쪽 팔과 다리를 이용해 벤치에 몸을 지탱하는 동작으로, 다른 벤트 오버 로우 동작들에 비해 허리에 가해지는 부담이 훨씬 적다는 장점이 있다. T바 로우도 바벨을 옆으로 길게 잡고 하는 벤트 오버 바벨 로우에 비해 허리에 가해지는 부담이 적고 동작이 비교적 쉽다. 시티드 밴드 로우는 탄력 밴드를 가지고 바닥에 앉아서 할 수 있는 안전하고 쉬운 운동이다.

원 암 덤벨 로우
one arm dumbbell row

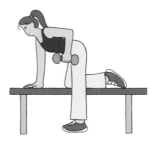

1 오른손으로 덤벨을 잡고 왼 무릎과 왼손으로 벤치를 짚는다. 오른 다리는 자연스럽게 펴서 바닥을 짚는다.

2 힙 힌지 자세를 연습할 때처럼 상체를 곧게 펴고 시선은 벤치 1미터 앞 바닥에 둔다.

3 숨을 내쉬면서 덤벨을 옆구리 방향으로 올린다. 이때 초보자라면 오른쪽 날개뼈를 앞으로 빼서 늘어뜨렸다가 당기지 말고 고정한 상태에서 움직이는 것이 좋다.

4 반동을 이용하지 않도록 하고, 명치 아래와 벤치를 짚고 있는 왼쪽 어깨가 움직이지 않도록 주의한다.

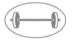

T바 로우
T-bar row

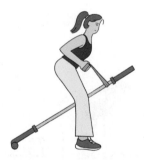

1 바벨 랜드마인barbell landmines에 바벨을 꽂아 바닥에 내려놓는다.

2 중량을 끼우지 않았다면 바벨 윗부분에 슬링 랙(데드리프트 거치대) 하나를 받쳐두면 편하다.

3 손잡이의 종류에 따라 오버 그립, 언더 그립*, 중립 그립 모두 가능하

• 언더 그립under grip은 손바닥이 앞쪽으로 향하도록 잡는 방법.(오버 그립과 중립 그립 설명은 134, 135쪽 참고)

다. 손잡이가 없다면 수건을 바벨 손잡이 윗부분에 걸어서 잡는다.

4 바벨을 다리 사이에 놓고 무릎을 약간 굽힌다. 힙 힌지 자세를 할 때처럼 상체를 곧게 펴고 손잡이를 잡고 일어난다.

5 상체의 긴장을 유지한 채 45도 정도 아래로 굽힌다.

6 숨을 내쉬면서 날개뼈 사이를 좁힌다는 느낌으로 바벨을 몸 쪽으로 당긴다. 이때 팔꿈치가 옆으로 너무 벌어지지 않게 하고, 허리가 구부러지지 않도록 주의한다.

7 등을 천천히 이완하면서 팔꿈치를 펴며 숨을 들이마신다.

8 10~15회씩 3세트 정도 한다.

시티드 밴드 로우
seated band row

1 매트 위에 다리를 펴고 앉아 발바닥 중앙에 탄력 밴드를 걸어 잡는다.

2 팔을 펴고 잡았을 때 밴드가 팽팽하도록 길이를 조절한다.

3 숨을 내쉬며 아래팔(전완)이 거의 바닥과 평행이 되도록 밴드를 당긴다. 이때 어깨가 위로 솟지 않고, 날개뼈 사이를 좁힌다는 느낌으로 당긴다.

4 숨을 들이마시며 천천히 팔을 뻗어 제자리로 돌아온다.

5 15~20회씩 3세트 정도 한다.

맨몸으로 할 수 있는 등 운동, 백 익스텐션, 스위머, 슈퍼맨

오늘 하루 등을 뒤로 시원하게 젖혀본 적이 있는지 생각해보자. 높은 선반에서 물건을 꺼낼 때 말고는 몸을 쭉 펴고 뒤로 젖히는 동작은 거의 할 일이 없다. 그래서 운동할 때는 꼭 몸을 뒤로 젖혀 등과 허리 같은 몸 뒤쪽 근육들을 수축시키는 익스텐션 extension 동작과 함께 하는 것이 좋다. 여기서 소개하는 동작들은 매트만 있으면 쉽게 할 수 있는 익스텐션 운동이다. 등과 허리, 엉덩이까지 단련할 수 있는 이 동작들은 허리 통증을 예방하는 효과도 있다.

백 익스텐션
back extension

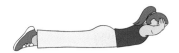

1 매트 위에 엎드려서 양손은 귀 뒤에 살짝 댄다.

2 발끝은 바닥에 댄 상태로 숨을 내쉬면서 상체를 살짝 위로 들어 올렸다 내린다.

3 목이 너무 뒤로 젖혀지지 않도록 시선은 약간 앞쪽 바닥을 내려다보는 상태로 동작을 한다.

4 상체를 올릴 때 엉덩이에도 같이 힘을 준다.

5 15~20회씩 3세트를 한다.

스위머
swimmer

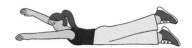

1 매트 위에 엎드려서 팔과 다리를 위아래로 쭉 편다.

2 숨을 내쉬면서 오른팔과 왼 다리를 위로 들어 올린다. 시선은 약간 앞쪽 바닥을 바라본다.

3 숨을 천천히 들이마시면서 올렸던 팔과 다리를 바닥에 내려놓고, 왼팔과 오른 다리를 숨을 내쉬면서 위로 들어 올린다.

4 이렇게 서로 교차하는 팔과 다리를 번갈아가면서 들어 올렸다 내린다.

5 20회씩 3세트를 한다.

슈퍼맨
super man

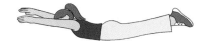

1 매트 위에 엎드려서 팔과 다리를 위아래로 쭉 편다.

2 숨을 내쉬면서 엉덩이에 힘을 주고 양팔과 양다리를 위로 들어 올린다. 시선은 약간 앞쪽 바닥을 바라본다.

3 팔다리를 천천히 내리면서 숨을 들이마신다.

4 10~15회씩 3세트를 한다.

---

coach's tip

- 스위머와 슈퍼맨 운동을 할 때 손과 발을 높이 올리려다 보면 팔과 다리가 구부러질 수 있다. 손보다 어깨, 발보다 허벅지를 든다는 느낌으로 동작을 한다.

- 슈퍼맨이나 백 익스텐션을 할 때 허리에 통증이 느껴진다면 스위머 동작을 먼저 하자.

★ 팔 운동 제대로 하기

한 세트에 15회 반복 후 2분간 휴식합니다. 총 3세트를 실시합니다. 비기너라면 처음부터 무리하지 말고 1세트씩만 실시해도 좋습니다.

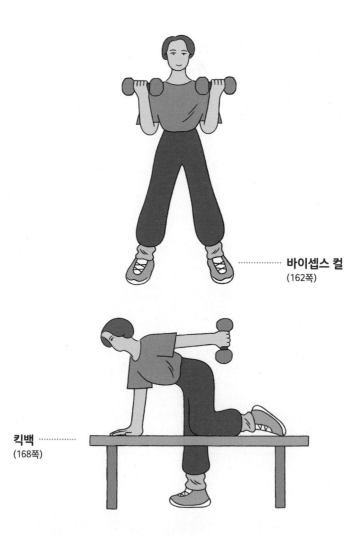

바이셉스 컬
(162쪽)

킥백
(168쪽)

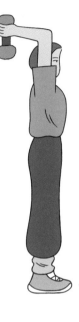

트라이셉스 익스텐션
(165쪽)

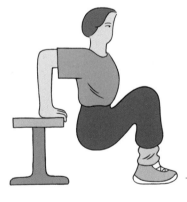

벤치 딥스
(170쪽)

불끈불끈 이두박근을 키우는
바이셉스 컬

팔은 크게 팔을 굽히는 이두근*, 상완근, 완요골근 그리고 팔을
펴는 삼두근*, 그 외에 손목과 손가락을 움직이는 근육들로 이루
어져 있다. 그중에서도 팔꿈치를 구부렸을 때 위팔에 툭 튀어나오
는 이두근은 힘의 상징처럼 여겨진다. 그래서 우리는 근육을 드러
내는 포즈를 취할 때 팔꿈치를 구부리는 컬curl 자세를 자주 보여
준다.

사실 팔 근육만 단련하는 운동은 엉덩이, 허벅지, 등, 가슴 같은
큰 근육을 단련하는 운동에 비해 중요도가 덜하다. 초보자라면 팔
운동보다는 스쿼트나 푸시업 같은 운동을 하나라도 더 하는 것이

---

* 이 책 210쪽에서 이두근, 삼두근 위치를 확인할 수 있다.

더 낫다. 스쿼트, 데드리프트, 푸시업 같은 기본 근력 운동이 익숙해졌을 때 팔을 굽혀 근육을 단련하는 컬 운동을 시작하길 권한다.

덤벨 바이셉스 컬
dumbbell biceps curl

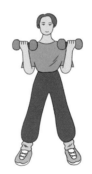

1 덤벨을 손바닥이 위를 바라보는 언더 그립으로 양손에 하나씩 쥐고 선다.

2 숨을 내쉬면서 양 팔꿈치를 접으며 덤벨을 든다. 이때 너무 과도하게 팔꿈치가 움직이지 않도록 주의한다.

3 팔꿈치를 접고 덤벨을 들어 올린 자세에서 1초 정도 머물렀다가 천천히 제자리로 돌아오면서 숨을 들이마신다.

4 초보자는 자세 연습을 위해 무게가 가벼운 걸로 10~15회씩 3세트를 한다.

coach's tip

- 팔을 완전히 펴지 않고 약간 구부린 상태에서 동작을 마무리한다. 만일 팔을 다 펴고자 한다면 내릴 때 두 손바닥이 서로 마주 보는 중립 그립으로 바꾼다.

- 중립 그립으로 바이셉스 컬을 하면 마치 망치질하는 것처럼 보인다고 해서 해머 컬hammer curl이라고 한다. 이렇게 하면 이두근과 더불어 이두근 밑에 있는 상완근이 많이 동원되어 언더 그립으로 할 때보다 좀 더 무거운 무게를 들 수 있다.

- 상체를 앞뒤로 흔들면서 반동을 이용해 기구를 들어 올리는 치팅cheating을 하지 않도록 주의한다.

- 한 팔씩 번갈아가면서 들어 올리는 방식으로 운동을 하면 좀 더 강한 힘을 낼 수 있다.

- 바벨로 바이셉스 컬을 할 때 팔꿈치나 손목이 불편하다면 컬 바curl bar(또는 이지 바)를 이용해보자.

팔뚝의 라인을 만드는
트라이셉스 익스텐션

팔을 펴는 역할을 하는 삼두근은 위팔 근육 단면적의 3분의 2 가까이 차지할 만큼 커서 팔뚝 둘레에 큰 영향을 미친다. 날개뼈 아래에서 시작하는 장두, 위팔뼈 뒷면에서 시작하는 내측두와 외측두, 이렇게 3개의 근육으로 이루어져 있다. 이 가운데 내측두와 외측두는 팔을 펴는 역할에 특화되어 있고, 장두는 어깨와 팔꿈치 두 관절에 걸쳐 있어 등과 어깨 운동을 할 때도 동원된다. 그래서 팔을 머리 위로 올리고 팔꿈치를 구부렸다 펴면서 기구를 들어 올리는 덤벨 트라이셉스 익스텐션triceps extension 같은 운동은 장두가 큰 역할을 하고, 팔을 아래로 내린 자세에서 팔꿈치를 구부렸다 펴는 케이블 프레스다운 같은 운동은 장두의 관여도가 낮아지며 내측두와 외측두가 주도적인 역할을 하게 된다.

덤벨 트라이셉스 익스텐션
dumbbell triceps extension

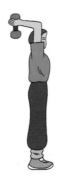

1 덤벨을 세워서 손바닥이 하늘을 바라보도록 양손을 포개 덤벨을 잡
   는다. 이 동작은 벤치에 앉아서 해도 되고, 일어서서 해도 된다.

2 팔은 바닥과 거의 수직을 유지한 상태에서 팔꿈치를 구부려 덤벨을
   머리 뒤로 내렸다가 숨을 내쉬며 팔꿈치를 쭉 편다.

3 숨을 들이마시며 팔꿈치를 굽혀 다시 머리 뒤로 내린다.

4 코어의 긴장을 유지하며 허리나 등이 휘지 않게 하고, 덤벨에 머리를
   부딪치지 않도록 주의한다.

coach's tip

• 양팔을 머리 위로 들어 올리는 자세가 불편하다면 덤벨을 가벼운 무게로
  바꾸고 한 팔씩 하는 동작으로 바꿔서 진행한다. 이때는 팔꿈치의 부담이
  높아지므로 주의한다.

밴드 프레스다운
band pressdown

1 철봉에 밴드를 걸어 중립 그립으로 밴드의 끝을 잡는다. 이때 그립의 너비는 어깨보다 좁게 한 뒤 팔꿈치를 90도 정도 구부린 자세에서 밴드가 팽팽함을 유지하도록 밴드의 길이를 조정한다.

2 정면을 바라보는 자세로 서서 엉덩이를 약간 뒤로 뺀 힙 힌지 자세를 만든다.

3 팔꿈치를 옆구리에서 살짝 앞쪽에 고정하고 숨을 내쉬며 삼두근의 힘으로 팔꿈치를 아래로 편다.

4 숨을 들이마시며 밴드의 탄성에 끌려가지 않도록 팔꿈치를 천천히 다시 90도 정도 구부린 자세로 돌아온다.

쉽고 강력한 팔 운동,
킥백

킥백kick back은 몸을 앞으로 기울인 자세에서 팔을 뒤로 뻗는 운동이다. 삼두근 중 바깥에 있는 외측두를 단련할 수 있다. 무게가 가벼운 것도 킥백으로 하면 무겁게 느껴지므로 처음에는 2~3킬로그램짜리 덤벨로 시작하는 것이 좋다. 또한 양손으로 덤벨을 들고 서서 하는 방식의 킥백은 허리에 부담을 줄 수 있다. 그러므로 초보자는 한쪽 팔과 다리로 체중을 지지하며 할 수 있는 원 암 덤벨 킥백one arm dumbbell kick back으로 시작하기를 권한다.

원 암 덤벨 킥백
one arm dumbbell kick back

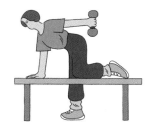

1 왼팔과 왼 무릎으로 벤치를 짚고 오른 다리는 펴서 바닥을 딛는다.

2 오른손은 중립 그립으로 덤벨을 잡고 상체는 등이 구부러지거나 허리가 휘지 않도록 곧게 만든다. 시선은 벤치 1미터 앞 바닥을 본다.

3 팔꿈치는 옆구리 쪽에 위치시키고 바닥과 수직이 되는 정도로만 구부린다.

4 숨을 내쉬며 팔꿈치를 쭉 편다. 이때 몸의 다른 부분은 반동을 주거나 비틀어지지 않도록 고정한다.

5 삼두에 자극을 느끼면서 팔을 편 자세에서 1초 정도 머물렀다가 숨을 들이마시며 천천히 팔꿈치를 구부리며 처음 자세로 돌아온다.

---

coach's tip

- 모멘트성 운동으로 팔을 내릴 때는 근육에 자극이 거의 느껴지지 않는다. 좀 더 길게 자극을 느끼고 싶다면 케이블 머신을 이용해 킥백을 하면 좋다.

나를 쭉 일으키는 힘!
벤치 딥스

벤치를 이용한 삼두 운동인 벤치 딥스bench dips는 동네 권투 체육관에서 처음 배웠다. 권투를 잘하려면 팔을 쭉 뻗는 힘을 키워야 한다며 관장님이 알려주신 동작 중 하나였다. 그때 배운 딥스 동작을 나중에 선배 트레이너 앞에서 하다 혼이 나기도 했다. 그렇게 하다간 어깨를 다칠 거라고, 이런 식으로 사람들 앞에서 시범 보이지 말라고 말이다. 선배의 말처럼 딥스는 생각 없이 따라 하면 어깨와 팔꿈치 관절을 다칠 위험성이 높은 운동이 맞다. 특히 평행봉을 잡고 공중에서 할 때는 더욱 안전한 자세와 그런 자세를 만들 수 있는 기초 근력이 전제되는 것이 중요하고, 전문가의 코칭을 받아야 한다. 하지만 위험하다는 생각 때문에 딥스 동작 자체를 시도하지 않는 것보다 동작을 쉽게 바꿔서 해봄으로써

얻는 이점이 많다. 푸시업 동작이 어려운 사람은 딥스 운동을 하면서 푸시업 횟수를 늘릴 수도 있다. 초보자라면 벤치 딥스처럼 바닥에 발을 디디고 체중을 분산시켜서 하는 동작으로 바꿔서 해 보자.

벤치 딥스
bench dips

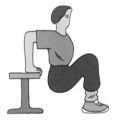

1 벤치에 앉아 양손으로 엉덩이 옆 벤치를 잡는다.

2 엉덩이를 벤치 앞으로 내리면서 팔로 몸을 지탱한다.

3 팔꿈치가 거의 90도가 될 때까지 몸을 내린다.

4 숨을 내쉬면서 벤치를 밀어내듯 삼두근의 힘으로 팔꿈치를 펴면서
   제자리로 돌아온다.

5 10회씩 3세트를 한다.

coach's tip

- 동작을 할 때 팔꿈치가 옆으로 벌어지지 않도록 주의한다.

- 팔꿈치를 너무 많이 구부리지 않는다.

- 처음에는 다리를 펴고 하기보다는 무릎을 세워서 발바닥으로 바닥을 디딘 자세로 동작을 연습한다.

3부

나에게 맞는 운동 프로그램을 만들어보자!

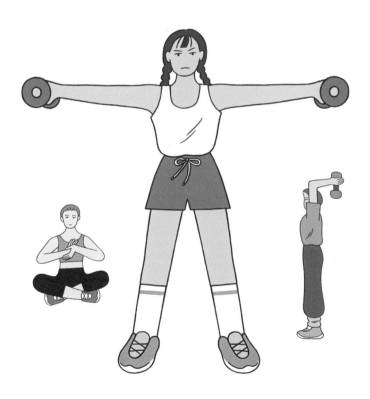

나에게 맞는 도구 선택을 위한 꿀팁

그룹 운동을 하는 날, 연령과 특성이 다양한 사람들이 모였다. 가슴 근육 운동인 '체스트 프레스'와 '데드리프트'를 중점으로 하는 날이었다.

"체스트 프레스는 누운 자세에서 무게를 가슴 앞으로 들어 올리는 동작입니다. 로니 님과 소정 님은 15킬로그램 바벨 벤치 프레스로 시작하시고, 승연 님과 봉희 님은 5킬로그램 덤벨 2개로 덤벨 체스트 프레스를 할게요. 다른 분들은 기본 10킬로그램 바벨 벤치 프레스로 준비해주세요!"

각자 자신에게 맞는 도구와 무게를 찾아 분주하게 움직이기 시작한다. 그런데 왜 다 똑같은 도구를 쓰지 않고 누구는 바벨을, 누구는 덤벨을 이용하게 했을까?

먼저 덤벨을 가지고 체스트 프레스를 한 승연은 양팔의 근력 차이가 많이 나는 사람이다. 오른팔은 힘도 세고 악력도 좋은데 왼팔은 그에 비해 힘이 부족했고, 정교하게 움직이는 능력도 오른팔에 비해 떨어졌다. 그래서 양손으로 하나의 도구를 사용하는 바벨 운동을 할 때 승연은 무의식적으로 오른팔을 더 많이 쓰고, 왼팔은 덜 사용할 가능성이 높았다. 그리고 봉희는 오른쪽 어깨 만성 통증으로 운동을 시작해서 아직 오른쪽 어깨를 자유롭게 움직이긴 어려운 상태다. 그래서 바벨을 이용한 운동을 할 때면 한쪽으로 바벨이 자꾸 기울어졌다.

로니와 소정은 몇 년 동안 운동 수업을 함께한 숙련자들이다. 운동을 시작한 지 1년 미만인 수강생은 가장 가벼운 무게의 바벨인 10킬로그램 바벨로 연습을 시작하고, 로니와 소정은 그보다 무거운 15킬로그램 바벨로 연습을 하는 것이 더 효율적이다.

데드리프트 운동을 할 때도 마찬가지로 각자의 특성에 따라 다른 도구와 무게를 제안했다.

"소정 님은 15킬로그램 바벨로 진행하시고요, 로니 님은 24킬로그램 케틀벨을 가져오세요. 오늘 처음 데드리프트를 하는 분들은 스트레칭 봉을 들고 오시고요!"

데드리프트는 고관절 경첩 자세hip hinge를 할 수 있어야 가능한
운동이다. 그래서 처음 데드리프트를 하는 사람은 무게가 없는 긴
막대기를 이용해서 상체를 곧게 하고 고관절을 접는 연습부터 시
작하는 것이 안전하다. 그런데 왜 운동 경력이 있다는 소정은 바
벨로, 로니는 케틀벨로 데드리프트를 하게 했을까? 소정은 운동
경력이 있긴 하지만 야근이 잦은 직장에서 밤낮으로 컴퓨터 앞에
앉아 일을 해야 하는 생활 때문에 어깨가 앞으로 말리고 등이 구
부정한 체형이다. 운동을 하며 많이 좋아지긴 했으나 케틀벨처럼
양손을 앞으로 모아서 무게를 잡아야 하는 도구를 사용할 때면 자
신도 모르게 어깨와 등이 앞으로 구부정하게 말리기 쉬웠다. 그래
서 데드리프트 같은 운동을 할 때 케틀벨에 비해 좀 더 가슴을 펴
고 할 수 있는 도구인 바벨을 사용한 것이다. 반면 로니 님은 심하
진 않지만 요추전만증(아래 허리가 앞으로 휜 상태)이 있고, 바벨을
이용한 데드리프트를 할 때 무게가 무거워지면 종종 허리 통증을
호소했다. 로니 님에게는 바벨보다 케틀벨이 더 안전한 운동 도구
일 수 있다. 왜냐하면 케틀벨은 마치 대포알에 손잡이가 달린 것
처럼 생겨서 무게가 한 방향에 집약적으로 모여 있기 때문에 바벨
과 달리 다리 사이에 무게를 놓고 들어 올리거나 휘두르는 스윙이
가능하다. 케틀벨의 이런 특징은 무게를 드는 데드리프트를 할 때

활용성과 안전성 측면에서 빛을 발한다. 바벨에 비해 몸 쪽으로 컨트롤하기가 쉽기 때문이다. 혹시 무게를 드는 동작을 할 때 무게가 몸에 가까울수록 가볍고, 멀어질수록 무거워진다는 이야기를 들어본 적이 있는가? 아기를 안고 있을 때를 상상해보자. 귀여운 아기를 품에 꼭 안고 있을 때와 아기가 쉬를 해서 팔을 뻗어 들고 있을 때 중 어느 때 아기가 더 무겁게 느껴지는가? 당연히 아기를 몸에서 멀리 떨어뜨려 들고 있을 때 훨씬 더 무겁게 느껴질 것이다. 같은 이유에서 역도 선수들이 시합하는 모습을 자세히 살펴보면 마치 바벨이 몸에 완전히 붙어 있는 상태로 움직이는 것처럼 보일 것이다. 그렇게 바벨을 몸에 붙여서 움직여야 가장 효율적으로 무게를 들 수 있기 때문이다. 따라서 케틀벨은 바벨처럼 다리 바깥이 아니라 다리 사이에 놓고 들기 때문에 같은 무게라도 바벨보다 더 가볍게 들 수 있고, 엉덩이의 위치를 아래로 좀 더 내리면 허리에 가해지는 부담을 줄일 수 있다. 그래서 로니 님은 케틀벨로 데드리프트를 한 것이다.

이와 같은 예시처럼 여러 명이 함께하는 그룹 운동이라도 운동 경력과 몸 상태에 따라 자신에게 맞는 운동 도구를 선택하는 것이 좋다. 그리고 그렇게 하기 위해서는 자신의 몸 상태에 대해 운동 지도자와 미리 상담할 필요가 있다. 만일 운동 중에 지도자가 시키는 동작이라도 자신의 몸에 무리라고 느껴지면 자신의 안전을 위해 바로 중단하는 결단을 내려야 한다. 그러니 몸이 내는 소리를 가장 정확히 들을 수 있는 사람은 오직 자신뿐임을 기억하고, 운동을 할 때 움직이는 부위와 힘이 들어가는 부위, 누르거나 움직일 때 그 부위의 느낌이 어떤지 집중하는 노력을 해보자.

내 몸의 특성과 삶의 맥락을 고려한 운동 계획

어릴 때부터 비만으로 고민이 많았던 티거 님은 어떤 운동도 6개월 이상 해본 적이 없으며, 성인이 된 후 열 번도 넘게 여러 가지 다이어트를 시도했으나 요요만 심하게 겪어 자포자기 상태라고 했다. 우울증으로 상담과 약 복용을 병행한 지는 1년 정도 되었으며, 주치의가 운동을 권해서 오긴 했지만 사실 운동을 별로 좋아하지 않아 지속할 수 있을지 자신이 없다고 했다.

다이어트와 운동을 실패한 경험만 반복되어 좌절과 자책을 반복하며 무기력에 빠진 티거 님에게 필요한 것은 '성공의 경험'이었다. 그래서 운동 초기에는 난이도는 높지 않으나 지금까지와는 다른 방식으로 몸을 움직여보는 경험을 할 수 있는 동작을 주로 연습했다.

"혹시 매일 운동해야 하나요?"

걱정스러운 얼굴로 묻는 티거 님에게 일주일에 두 번, 화요일과 금요일에만 오셔도 된다고 말씀드렸다. 운동하는 날과 그렇지 않은 날에 이틀 이상의 공백을 만드는 것이 좋겠다고 제안했다. 만일 두 번 오기 어렵다면 한 번만 오셔도 된다고, 하지만 일주일에 한 번은 꼭 오셔야 한다고 얘기했다. 그리고 운동 센터에 오지 않는 날은 하루에 최소 1시간 걷기와 밤에 일찍 잠자리에 들기만 지켜달라고 말씀드렸다. '어? 운동은 자주 많이 해야 효과가 있는 것 아닌가?'라고 생각하는 사람도 있겠지만 운동만큼 중요한 것이 휴식이다. 근육 운동을 할 때 우리 몸의 근골격계는 가벼운 손상을 입고 피로해지는데, 이렇게 피로해진 근육과 근신경계가 회복할 수 있을 만큼 충분한 휴식을 해야 근육이 성장할 수 있기 때문이다.

식단 관리는 운동이 익숙해진 후에 시작하자고 했다. 운동 시작과 동시에 식단 관리를 하면 더 빠른 다이어트 효과는 얻을 수 있겠지만 운동도, 식단도 몸에는 스트레스이기 때문에 몸과 마음이 지친 상태인 티거 님에게는 처음부터 2가지를 병행하는 것은 무리일 수 있었다. 그래서 처음 2주 동안은 평소와 다름없이 먹되, 대신 먹은 것을 전부 식사 일기에 기록하라는 과제를 내주었다.(식사 일기에 기록하는 것보다 먹기 전에 밥상 사진을 찍는 게 훨씬 간편한 방법이다. 하지만 편한 만큼 내가 무엇을 먹었는지 인지하기 어럽다. 남에게 보여주는 사진이라는 생각에 보기 좋은 상차림에만 더 신경을 쓸 수도 있다.) 식사 일기는 일주일에 한두 번 운동 센터에 오는 날 10~15분씩 함께 보며 이날 왜 이 음식을 먹어야 했는지, 식사 후에 어떤 기분이었는지 등을 이야기했다. 그리고 3주 차에는 '꼭 챙겨 먹어야 할 음식(예를 들면 녹색 채소, 나물)'을 정해서 매일 또는 매 끼니에 부족한 영양분을 보충하게 했고, 4주 차에는 '절대 먹지 말아야 할 음식(예를 들면 빵류)'을 정해서 그것만큼은 먹지 않기로 약속했다.

티거 님은 일주일에 한 번 또는 두 번씩 한 달 이상 운동 수업에 참여했다. 매일 운동을 하긴 어렵지만 일주일에 한 번 정도 오는 것은 가능했고, 다행히 한 달 동안 빠지지 않고 일주일에 한두 번씩 운동 센터에 오기로 한 자신과의 약속을 지켰다. 또 첫 2주 동안 식사 일기 쓰기와 3~4주 차의 '한 가지 더 먹고, 한 가지 덜 먹기' 약속도 80퍼센트 이상 지켰다. 예전의 티거 님은 빨리 살을 빼야 한다는 조급함에 처음부터 철저한 식단 조절과 고강도 운동 등 달성하기 어려운 목표를 세우고는 조금이라도 처음 계획과 어긋나면 '역시 안 돼'라고 생각하며 포기하길 반복했다. 하지만 다이어트와 운동은 무엇보다 지속 가능해야 한다. 그러기 위해서는 '나는 어떻게 먹고 있지?', '나의 일상은 어떻게 흘러가고 있지?', '내 몸은 무슨 말을 하고 싶은 걸까?' 등 자신을 돌아보는 질문과 성찰이 필요하다. 명상을 해도 좋고, 티거 님처럼 식사 일기를 쓰는 것부터 시작해도 좋다. 티거 님과 비슷한 고민을 하는 분들을 위해 다이어트와 운동 프로그램 예시를 소개한다.

운동과 식이 목표를 성공적으로 해냈다는 것에 용기와 자신감

티거 님의 첫 한 달 운동 프로그램		
회차	그날의 목표	내용
1	• 폼롤러 마사지 배우기 • 횡격막 호흡하기	• 하체와 상체 폼롤러 마사지 • 스리 먼스 포지션 • 저강도 매트 스트레칭
2	• 코어와 둔근 활성화 배우기(1)	• 폼롤러 마사지, 스리 먼스 포지션, 스트레칭 • 데드 버그, 버드 독 • 클램셸
3	• 코어와 둔근 활성화 배우기(2)	• 폼롤러 마사지, 스트레칭 • 데드 버그, 플랭크 • 클램셸, 더티 독
4	• 스쿼트와 푸시업 배우기	• 스리 먼스 포지션, 플랭크 • 더티 독, 다이내믹 스트레칭 • 스쿼트, 인클라인 바 푸시업incline bar push up
5	• 힙 힌지 배우기	• 데드 버그, 더티 독, 다이내믹 스트레칭 • 힙 힌지 • 스틱을 이용한 데드리프트
6	• 순환 운동circuit training 해보기	• 폼롤러 마사지, 다이내믹 스트레칭 • 버드 독, 더티 독 • 스쿼트, 인클라인 바 푸시업, 크런치, 리버스 크런치 순환 운동

을 얻은 티거 님은 두 번째 달부터는 운동 센터에 일주일에 두 번씩 빠짐없이 나왔고, 식단 관리와 운동 강도를 좀 더 높여서 진행했다.

식단 관리의 경우 처음 한 달 동안 자신이 어떻게 먹고 있는지 확인하고, 잘못되었다고 생각한 부분은 어떻게 고쳐나갈 수 있을지 진지하게 고민했기 때문에 두 번째 달의 관리 강도는 높아졌으나 수월해진 부분도 많았다. 예를 들어 늦게 잠들어서 아침에 일찍 일어나는 것이 힘들었던 티거 님은 아침 식사 대신 늦잠을 선택하곤 했다. 하지만 운동을 시작하고 평소보다 30분에서 1시간 일찍 잠자리에 들기로 한 약속을 실천했다. 운동은 잠이 잘 오게 하며 수면의 질을 높여주는 효과가 있기에 아침에 일어나는 것이 예전에 비해 한결 쉬워졌다고 했다. 덕분에 아침 식사를 준비할 수 있는 여유가 생겼고, 바쁠 것이 예상되는 날은 그 전날 저녁에 다음 날 끼니를 준비해놓고 챙겨 먹었다. 나는 단백질이 포함된 몇 가지 간편식을 집에 구비해놓고 정 시간이 없을 때 식사 대용으로 섭취하라고 했다.

일주일치 간단 아침 식사						
월	화	수	목	금	토	일
달지 않은 두유 (190ml)	플레인 요구르트 (100ml)	단백질 강화 아몬드유 (190ml)	단백질 바 (50g)	반숙란 (50g)	연두부 (140g)	방울토마토 (100g)

* 예시 제품이 집에 없을 경우 서리태(100g) 섭취.

또 직장 근처에서 탄수화물은 적게 섭취하면서 단백질과 채소가 많고 신선한 음식(예를 들면 회덮밥, 닭가슴살 샌드위치, 비건 샐러드, 생선구이, 부리토 등)을 먹을 수 있는 식당과 배달 업체를 여러 군데 찾아봤기 때문에 메뉴를 고를 때 걸리는 시간과 메뉴 선정에 실패할 확률도 줄어들었다.

운동 프로그램은 초기 6주 동안 상·하체의 기본 근력 운동을 배운 뒤부터는 로잉 머신, 스텝박스, 트레드밀, 좌식 사이클 등을 이용한 유산소 운동과 근력 운동을 함께 하는 순환 운동으로 강도를 높였다.

갑자기 생긴 약속으로 정해진 운동 시간에 오지 못하는 날도 있었고, 식사 일기를 적지 못하거나 먹지 않겠다고 결심한 음식을 먹은 날도 몇 번 있었다. 예전의 티거 님은 그럴 때마다 자신에게 실망하고 자책하며 그 일에 깊게 빠져버렸지만, 이제는 '자책하고 있구나', '실망하고 있구나'라고 자신의 감정을 알아차리고 다른 곳으로 주의를 환기하는 습관을 들여가고 있다. 이전에 자신이 할 수 있을 거라 생각하지 못했던 동작을 해내고 성공을 경험하면서 자신감도 같이 향상됐다. 체중은 3개월 동안 7킬로그램 정도를 감량했고, 복용하던 약의 용량도 많이 줄었다.

만일 조급한 마음에 처음부터 강도 높은 식단 관리와 고강도의 운동을 했다면 티거 님은 또다시 실패를 경험했을지도 모른다. 다이어트와 체력 향상은 결코 단기간에 이룰 수 있는 목표가 아니다.

회차	본 운동 구성	형식	운동 구성 의도
1	• 케틀벨 옮기기 farmer's walk • 밴드 로우 • 로잉 250m	• 4라운드 진행	• 무거운 무게의 케틀벨을 양손에 들고 옮기면서 전신 근력 강화 • 밴드를 당기는 동작으로 등 근육을 자극 • 로잉 머신을 탈 때 바로 전 동작들(케틀벨 옮기기, 밴드 로우)로 활성화된 몸 뒤쪽 근육들과 하체 힘을 이용하며 심폐 능력도 함께 강화할 수 있도록 함
2	• 스텝박스 스텝 업 • 스쿼트 • 철봉 니 레이즈 pull up bar knee raise	• 12분 동안 반복하기	• 스쿼트로 하체 근력 강화 • 철봉에 매달려서 두 무릎을 들어 올렸다 내리는 동작으로 상체 근력 강화 • 12분 동안 최대한 쉬지 않고 동작을 반복하며 스태미나stamina 증진
3	• 줄넘기(2분) • 데드리프트(5회)	• 줄넘기와 데드리프트 5세트 진행	• 줄넘기로 손과 발의 협응력, 민첩성과 심폐 체력 증진 • 데드리프트는 5회를 약간 무거운 무게로 진행
4	• 벤치 마운틴 클라이머 • 니 푸시업 • 스쿼트	• 4라운드 진행	• 바닥이 아닌 벤치에 손을 대고 하는 마운틴 클라이머로 손목 관절의 부담과 운동 강도를 낮추는 대신 푸시업은 바닥에서 무릎을 대고 진행해 인클라인 바 푸시업보다 강도를 높임 • 스쿼트로 하체 근력 강화

티거 님의 순환 운동 프로그램

5	• 로잉 30/30R	• 8회 진행	• 로잉 머신에서 30초 동안 최선을 다해 로잉을 하고 30초 동안 휴식하기를 8회 반복해 심폐 체력 강화 및 전신 운동하기
6	• 케틀벨 스윙	• 1분에 10회씩 10분 진행	• 하체 근력과 심폐 능력 강화

만일 단기간에 원하던 체중과 운동 퍼포먼스를 달성했다고 하더라도 요요와 부상이라는 위험성에서 자유로울 수 없다. 적어도 3개월에서 1년에 걸쳐 건강한 식습관과 운동 습관을 만들어나가야 한다.

사례로 알아보는 통증 예방과 개선을 위한 운동

운동보다 휴식과 이완이 필요했던 살구 님 이야기

빠르게 성장하고 있는 신생 스타트업에서 일하는 20대 여성 살구 님은 밝고 열정적인 에너지가 느껴지는 분이었다. "아파서 왔어요"라고 했지만 겉으로 보기에는 아픈 곳이라고는 전혀 없을 것처럼 탄탄해 보였다. 하지만 살구 님은 시무룩한 표정으로 최근 손목과 어깨 통증이 심해져 즐겨 하는 운동도 할 수 없게 되었다며 한숨을 쉬었다. 이야기를 들어보니 아침부터 밤늦게까지 일하면서도 일주일에 네 번 이상 고강도 기능성 운동인 크로스핏을 1년 넘게 했다고 한다. 하는 일도, 하는 운동도 경쟁심과 성취욕을 자극하는 분야였다. 살구 님은 대부분의 시간을 그런 분위기에서

짜릿한 긴장감을 유지하며 1년을 보냈던 것이다.

손으로 근육을 만져보니 긴장도가 높게 느껴졌고, 손목과 어깨 주변은 살짝만 눌러도 아프다고 했다.

"병원은 가보셨어요?"

"두 군데 정도 가서 약 먹고 물리치료 받고 그랬어요. 운동하지 말라고 해서 운동도 쉬었다가 좀 괜찮아진 것 같아서 다시 하면 또 아프더라고요."

"언제부터 아프셨어요?"

"컴퓨터 작업을 많이 하다 보니 손목이 원래 좋지는 않았어요. 몇 달 전부터 운동을 할 때도 좀 아팠는데 계속하면 더 강해질 거라고 생각해서 그냥 참고 했거든요. 그런데 그게 좀 무리가 되었나 봐요."

충분히 쉬지 않은 채 통증이 조금 사라졌다고 괜찮겠지 하며 운동을 다시 하면 상태가 더 바빠질 뿐이다. 살구 님은 체육관에 일주일 정도 가지 않으면 뭔가 불안하고 조급한 마음이 든다고 했다. 그렇다면 운동은 꾸준히 하되 당분간은 운동 종류를 바꿔서 해보는 것이 어떻겠느냐고 제안했다.

"당분간 달리기를 해보시면 어떨까요? 그리고 일주일에 한두 번은 저와 일대일 레슨으로 셀프 마사지와 상·하체 큰 근육 운동을 하고요."

"왜요?"

"지금 아픈 부위는 손목, 어깨 쪽이고 하체는 튼튼하시니까 달리기를 하면 아픈 부위는 쉬면서도 좋은 운동을 할 수 있으니까요. 그리고 달리기는 혼자만의 시간과 감각을 느끼기에 참 좋은 운동이기도 해요. 지금까지 여러 사람과 함께하는 운동을 해왔으니까 회복하는 동안에는 잠시 혼자 하는 운동을 해보는 것도 좋을 것 같아서요. 또 그룹 운동처럼 시간이 정해진 것이 아니고 혼자서 할 수 있으니 시간을 자유롭게 쓸 수 있다는 장점이 있어요. 그리고 근육 운동은 일주일에 한두 번만 하고, 셀프 마사지를 배워서 매일 마사지로 몸을 풀어주면 좋겠어요. 근육량은 유지하면서 과도하게 긴장한 근육은 이완해야 하니까요."

"그렇군요. 그럼 수영이나 자전거는 어때요?"

"수영은 좋은 운동이기는 한데, 살구 님은 어깨가 아프시잖아요. 수영은 어깨를 많이 사용하는 운동이라 자주 하는 것은 좋지 않을 것 같아요. 자전거도 등을 구부린 자세로 핸들을 잡으면 손목과 어깨에 부담을 줄 수 있고요. 수영과 자전거는 조금 더 회복하신 뒤에 시작하는 것이 안전해요."

살구 님은 우선 2개월 동안 제안한 대로 오전 달리기와 주 1~2

회 일대일 레슨을 했다. 다행히 2개월 동안 손목과 어깨의 통증은 거의 사라졌고, 근육량도 유지할 수 있었다. 2개월 후에는 필라테스 그룹 운동을 새로 시작했고, 오전 달리기는 꾸준히 지속했다. 현재는 컨디션이 안정되면서 일의 능률과 삶의 만족도가 높아졌고 종종 요가, 수영, 배드민턴 같은 운동을 병행하며 체력을 관리하고 있다.

원인을 알 수 없는 복통과 포진으로 고생하던 코리 님 이야기

1년 전 쇠약한 모습으로 운동 센터를 찾아오신 중년 여성 코리 님은 몇 년째 원인을 알 수 없는 통증으로 지쳐 있었다. 3년 전 발병한 포진은 증상이 호전과 악화를 반복하며 3년 동안 열한 번이나 재발했다. 포진의 위치도 엉덩이와 허벅지가 연결되는 부위라서 앉거나 걷는 것 모두 불편할 수밖에 없었다. 동네 의원에서 단순 포진이 아닌 것 같다고 해서 종합병원에도 가보고 한의원에도 가봤지만 어디서도 속 시원한 설명을 듣지 못했고 병이 낫지도 않았다. 그리고 2년쯤 전부터는 이유를 모르는 복통으로 내과와 산부인과를 오가며 진통제를 처방받아 복용 중이셨다.

"식욕도 없고 입도 써서 예전에 먹던 양의 반도 못 먹어요. 작년부터 한 9킬로그램 정도 체중이 줄었어요. 다 근육이 빠진 것 같아요. 그래도 걷기는 꾸준히 하루에 1시간씩 하고 있어요."

살면서 운동은 해본 적이 없다는 코리 님은 몸을 움직이는 것도 굉장히 어색해했고, 운동 센터를 오가는 것 자체도 만만치 않게 느껴진다고 해서 처음에는 가벼운 저강도 스트레칭과 마사지 위주로 운동을 진행했다. 일주일에 두 번씩 꾸준히 운동을 하면서 2개월 정도가 지난 뒤에야 처음으로 보조 없이 스쿼트 동작을 하는 것이 가능해졌다. 비로소 고관절에 체중을 실어 움직이는 동작을 할 수 있게 되면서 체력이 좋아지는 속도도 빨라졌다. 정말 오랜만에 배가 고프다는 느낌을 받았다고, 식욕이 돌아와서 기쁘다고도 하셨다. 1년이 지난 지금은 식욕이 너무 좋아서 걱정이라고 하실 정도다. 원인을 알 수 없었던 복통은 운동을 하는 딱 그 시간만큼은 이상하게도 전혀 통증이 느껴지지 않았다고 했고, 몇 달에 걸쳐 운동 외 시간에도 통증의 강도가 많이 줄어들어 지금은 진통제를 먹지 않아도 괜찮을 정도가 되었다.

지금 코리 님은 자기 몸무게에 가까운 무게를 들어 올리고, 케틀벨을 휘두르고, 아파서 쉬었던 일도 다시 시작하려고 준비 중이다. 이렇게 좋아질 수 있었던 것은 무엇보다 코리 님이 의지를 가지고 일주일에 두 번씩 성실하게 운동 센터에 오셨기 때문이고, 매일매일 달라지는 컨디션에 일희일비하지 않고 통증이 재발할 때도 묵묵히 하루하루를 버텨내셨기 때문이다. 1년이라는 시간을 두고 봤을 때 코리 님은 차원이 다르게 좋아지셨지만 하루하루는 그렇지 않았다. 운동을 시작했다고 해서 건강 상태가 크게 호전되지도 않았고, 어느 날은 컨디션이 매우 좋았다가 어떤 날은 이유 없이 컨디션이 너무 좋지 않아 운동하는 것을 몹시 버거워하시기도 했다. 하지만 그때마다 낙담하거나 좌절하지 않고 '오늘은 그런 날인가 보다'라고 생각하며 마음을 다스린 것이 통증이 개선되고 체력이 좋아질 수 있었던 가장 큰 힘이었다. 그리고 코리 님의 컨디션에 맞춰 유연하게 운동 프로그램을 조절하고 목표를 설정한 것이 회복에 중요한 역할을 했다. 다음은 코리 님이 처음 운동센터에 왔을 때부터 1년에 걸쳐 진행한 운동 계획표이다. 1년에 걸쳐 어떤 흐름으로 운동 수업을 진행했는지 살펴보면 좋겠다.

《아픈 몸을 살다》의 저자 아서 프랭크Arthur W. Frank는 "아픈 사람들은 할 말이 많지만, 그럼에도 이들이 어떤 희망과 공포를 품고 있는지 듣게 되는 경우는 드물다"며 질병에 관한 이야기가 나올 때 우리는 당황하며 말하기에 적당한 주제가 아니라고 생각한다고 했다. 그래서 질병과 통증에 관한 이야기를 나누면서 다른 이와 함께 질병을 경험하고 배울 기회를 놓친다고 했다. 또 "환자가 되면서, 다르게 표현하자면 의학의 식민지가 되고 자기 드라마에서 관객이 되면서 아픈 사람은 자신을 잃는다"며, "몸의 느낌보다 검사 결과에 따라서 기분이 오락가락하는 것이 그 시작일 수 있

시기	건강 상태	운동 목표	운동 내용	피드백
만성 통증 관리를 위한 중장기 운동 계획표				
운동 시작 ~ 3개월	• 종일 지속되는 복통으로 자꾸 처지는 느낌 • 한의원에서 침 치료와 한약 복용 중	• 일주일에 두 번 운동 센터에 오기 • 매일 걷기 1시간	• 마사지 • 저강도 스트레칭 • 당기기, 밀기, 앉기, 올라서기 등 기본 움직임 연습	• 운동을 하는 중간에는 복통이 느껴지지 않음 • 몸에서 불균형한 부분 발견
4~6 개월	• 식욕이 생기기 시작 • 그동안 미뤄왔던 일들 (분갈이, 요리 등)을 조금씩 하기 시작	• 상·하체 기본 근력 운동 배우고 익히기	• 스쿼트, 힙 힌지 • 가벼운 무게의 데드리프트 • 인클라인 푸시업	• 무게를 드는 운동을 배우면서 허리 통증이 발생해 그런 운동은 보류하거나 수정해서 진행 • 지연성 근육통 발생, 근육량과 체중 증가
7~9 개월	• 한의원 치료 중단 • 가벼운 낙상 사고로 타박상	• 주 1회 그룹 운동 참여 • 걷기와 가벼운 등산 병행	• 철봉에 짧게 매달리기 • 운동 반복 횟수 늘리고, 무게 증량으로 강도 높임 • 순환 운동으로 진행하는 그룹 수업 참여	• 한동안 잠잠했던 통증과 포진 재발 • 그날의 컨디션에 따라 운동 강도 조절, 하지만 전반적인 체력이

			향상되어 일정 강도 이하로 낮아지지는 않았음
10~12 개월	• 예전 체중으로 회복 • 밀가루 음식 제한 • 외부 활동 증가	• 고강도 기능성 트레이닝 경험하기 • 예전에 실패했던 동작들 다시 해보기	• 케틀벨 스윙, 백 스쿼트 등 고난이도 운동 • 좌우 불균형한 고관절 움직임 교정, 능형근과 같은 특정 근육을 활성화하는 세세한 트레이닝	• 체중이 회복되었으므로 과체중이 되지 않도록 식이 조절 시작 • 운동 후 가벼운 근육통을 즐기게 됨 • 건강검진 결과는 모두 양호하게 나옴

다"고 했다. 코리 님도 그랬다. 건강하게 살았던 지난날과는 너무 달라진 자신의 몸에 당황했고, 병원에서 자신의 통증이 '정당하다'는 것을 증명하려고 애썼으며, 원인을 알 수 없다는 것에 낙담했다. 하지만 병원을 전전하는 것 말고 스스로 할 수 있는 것을 찾아 운동 센터로 왔다. 움직임을 통해 몸과 소통하는 법을 배우면서 아픈 몸을 받아들이고 마침내 호전될 수 있었다.

《남의 체력은 탐내지 않는다》에서 저자 이우제는 "멋진 운동복과 운동화에만 신경을 썼지, 자신이 달리고 걷는 자세를 다듬는

데는 소홀하지 않았는지. 소셜 미디어에 남길 운동 인증샷은 고민했지만 운동할 때 어떻게 숨을 쉬었는지 기억이 나는지. 운동할 때 무언가 불편했지만 아픔 없이 얻을 수 있는 것은 없다고 믿고서 몸의 반응을 그냥 지나친 적은 없는지" 스스로에게 질문해보아야 한다고 했다. 몸과 함께 살아가야 하는 우리는 몸이 내는 소리와 감각과 함께 살아가야 한다. 몸 상태가 늘 좋을 수만은 없고, 아프지 않고 활력이 넘치는 상태가 당연한 상태도 아니다. 건강은 신체적, 정신적, 사회적으로 완벽한 어떤 찰나의 상태가 아니라 컨디션과 감정과 관계의 기복 속에서도 자신을 돌보는 과정에 있다. 하지만 살구 님은 이대로 계속 쫓기듯 살면 안 된다고 브레이크를 거는 몸의 통증을 무시했다. 코리 님은 질병이 찾아오기 전까지 자신의 몸을 돌보는 걸 제일 뒷전으로 미뤘다. 다행히 두 분은 운이 좋게도 아프기 전보다 더 활력 있는 삶을 살 수 있게 되었으나 이들이 한 운동과 먹은 음식이 모두에게 정답은 아니다. 무엇보다 두 사람의 의지와 결단력 외에도 코리 님은 아플 때 일을 쉬면서 운동에 전념할 수 있는 경제력, 살구 님은 자신이 일하는 시간을 유연하게 조절할 수 있는 직장 내 조직 문화가 있었다는 점도 간과할 수 없다.

"아팠는데 무얼 먹었더니 좋아졌다", "이런 운동을 하니까 아프지 않게 되었다"는 메시지만 전달받는다면, 혼자 노력하면 건강할 수 있다는 환상과 '아픈 건 자기 탓'이라는 프레임만 강화된다. 가

뜩이나 아픈 사람이 스스로를 자책하게 될 수도 있다. 그러니 만성 통증 예방과 개선을 위한 운동 처방의 방향은 무조건 '아픈 데 없이 건강해야 한다'가 아니라 자기를 돌보면서 몸과 소통하는 것이어야 한다.

운동이 독이 되는
경우

"여러분, 이렇게 심하게 운동하고 나서 혹시 소변 색이 콜라 색을 띠면 빨리 병원에 가셔야 해요!"

강도 높은 운동을 배울 무렵 코치님이 항상 강조하신 말이다. 무리한 운동, 외상, 알코올 남용 등으로 나타나는 횡문근융해증 Rhabdomyolysis은 근육 세포가 파괴되어 세포 안에 있는 성분이 혈액으로 흘러드는 현상이다. 매우 극심한 통증을 동반하며 빠르게 의학적 조치를 취하지 않을 경우 사망에 이를 수도 있다. 근육 세포의 성분인 미오글로빈myoglobin은 신장에 치명적인데, 소변이 콜라색을 띤다는 것은 미오글로빈이 신장으로 흘러들어가 신장 장애를 일으켰다는 뜻이다. 이때는 즉시 병원으로 달려가야 한다. 횡문근융해증의 증상으로는 심한 근육통, 어지럼증, 메스꺼움, 구토, 복통 등이 있다.

횡문근융해증을 예방하기 위해서는 무엇보다 운동량과 운동 강도가 적절해야 하며, 운동 후 수분을 충분히 섭취하고, 너무 덥거나 습도가 높을 때는 운동을 피해야 한다. 근육을 풀어준다고 운동 직후에 따뜻한 온찜질을 하는 것도 금물이다. 열은 근육을 풀어주기보다는 오히려 염증 반응을 악화시키고, 체액의 방출을 늘린다. 운동 직후에는 아이스팩으로 얼음찜질을 하고, 뜨거운 물이 아닌 미지근한 물로 샤워를 하자. 또 음주 후 운동은 음주 운전만큼이나 해서는 안 된다! 예전에 수업 시간에 좀 늦게 들어온 수강생 한 분에게서 술 냄새가 나길래 정중하게 집으로 다시 돌아가시라고 하고 수업에 참여하지 못하도록 한 적이 있다. 그 이유는 술을 마시면 횡문근융해증 발병 가능성이 높아지고, 균형 감각이 상실되어 나뿐만 아니라 다른 사람까지 다칠 수 있기 때문이다. 술 말고 물을 마시자, 우리.

부록

나에게 맞는
운동 센터 고르는 방법

운동 센터 잘 이용하는 방법

'헬스장 기부 천사(등록해놓고 실제로는 몇 번 가지 않는 회원)'가 되지 않으려면 저렴하게 등록하고 열심히 이용해야 하지만, 이렇게 효율적으로 운동 센터를 이용하는 사람은 많지 않다. 트레이너로서 나의 큰 고민 중 하나도 '어떻게 해야 운동 센터에 오는 것이 재미있고, 일정의 우선순위에서 밀리지 않을 수 있을까?'이다. 자주 나오지 못한 분들에게 그 이유를 물으면 많은 분이 '재미가 없어서', '운동할 시간 없이 바빠서'라고 머쓱한 듯 대답했다. 생각해보면 이 2가지 대답은 서로 연결된 것일 수 있다. 재미가 없으니까 굳이 시간을 내려 하지 않게 된다. 다시 말해 운동 센터를 잘 이용하기 위해서는 그 공간에서 재미를 느끼는 것이 가장 중요하다.

그렇다면 운동이 재밌을 때는 언제일까? 확실히 운동이 재밌어지는 시기는 자신이 달라지고 있음을 알게 될 때다. 점점 몸이 좋아지고, 체력이 느는 것을 체감하면 그때부터 운동이 재미있어진다. 그리고 이 시기까지 운동을 지속할 수 있으려면 본인의 의지와 더불어 주변 사람들의 응원과 지지가 필요하다. 운동 센터에 갔을 때 "저번에 오셨을 때보다 많이 좋아지셨어요!", "오랜만에 오셨군요, 반가워요!"라고 말해주는 사람이 있다면 운동을 지속하기가 훨씬 쉬워진다.

문제는 대부분의 운동 센터에서 이런 사람을 '만날 수 있는' 확률은 지극히 낮고, 일대일 레슨 비용을 지불한 기간만큼만 이러한 '서비스를 받을 수' 있다는 점이다. 예를 들어 내가 월 회비가 몇만 원 이내의 저렴한 운동 센터에 등록했다면 나는 그곳 시설 이용료를 지불한 것이지, 누군가 나의 자세를 꼼꼼히 봐준다거나 운동을 가르쳐주는 교육 서비스 비용을 지불한 것은 아니다.

어떻게 운동해야 하는지도, 운동 기구를 이용하는 방법도 모르는 사람이 운동 센터를 등록할 때, 장기간으로 결제하면 월 회비가 저렴해진다는 이유로 6개월에서 1년 치 이용료를 한 번에 결제한다. 이는 놀이공원 자유 이용권을 끊고도 놀이 기구 한번 제대로 못 타보고 그냥 집으로 가는 것처럼 비효율적인 결정일 수 있다. 운동 센터를 제대로 이용하고 싶다면 먼저 맨몸으로 운동하는 법과 기구를 사용해서 운동하는 법을 배우거나 다른 사람들과 함께 운동하는 그룹 운동 수업에 참여하자. 잘 운영되는 그룹 운동 수업은 함께 운동하는 사람들과 교류하며 얻는 에너지도 크고, 정해진 시간과 요일이 있어 (아무 때나 갈 수 있어서 편리하지만, 강제성이 없는 운동 센터 일반 이용권보다) 결석하지 않을 가능성을 높여준다.

좋은 트레이너를 만나는 방법

좋은 트레이너는 어떤 트레이너일까? 내가 생각하는 좋은 트레이너의 기준은 신뢰할 수 있는 실력과 경력, 다른 사람을 존중하는 태도와 다양성에 열린 마음, 그리고 트레이너 스스로 건강한 일상을 살아가고 있는지다. 운동 실력, 운동 경력과 더불어 선수가 아니라 다른 사람을 지도하는 트레이너라면 교육자로서의 소양도 갖추어야 한다. 다시 말해 자신의 방식과 관점을 모든 사람에게 고집하기보다 상대를 존중하며 유연하게 트레이닝 전략을 조절할 수 있어야 하고, 평소에 계속 공부하고 가르치고 운동하며 자신과 타인을 건강하게 성장시키는 삶을 통해 모범을 보이는지가 좋은 트레이너의 중요한 기준 중 하나라는 것이다. 또 체력을 길러주는 것과 더불어 삶의 지혜를 나눌 수 있는 좋은 사람들과 관계를 맺을 수 있게 도와준다면 더욱더 좋을 것이다.

사실 사람의 몸을 다루고 다른 사람의 건강에 큰 영향을 미칠수 있는 직업임에도 불구하고 대학에서 반드시 전공 교육을 받아야 자격증 시험을 볼 수 있는 의사, 물리치료사, 중등학교 체육교사보다 스포츠 지도사로 대표되는 트레이너 자격증은 취득하기가 훨씬 쉬운 편이다. 그래서 인체에 대한 지식이 별로 없어도, 운동 경력이 많지 않아도 조금만 노력한다면 다른 보건·체육교육·건강 관련 자격증보다 비교적 쉽게 도전해볼 수 있다. 이렇다보니 스포츠 지도사 자격증 보유 여부만으로 좋은 트레이너를 구별하기는 쉽지 않다. 그래도 다행히 요즘은 인터넷에서 트레이너에 대한 정보를 쉽게 찾아볼 수 있고, 1회 이용권, 원데이 클래스 등을 통해 관심 있는 트레이너의 수업을 미리 경험할 수도 있다. 이러한 기회를 통해 시행착오를 줄이면 좋을 것이다. 만일 질환이나 장애가 있다면 건강운동관리사*, 물리치료사, 장애인스포츠지도사 자격증이 있는 트레이너를 찾아 안전하게 지도받기를 권한다. 또 자신의 체력이 궁금하다면 국민체력100**, 장애인체력인증센터***에 방문하면 무료로 체력을 측정할 수 있고, 측정 후 나에게 맞는 운동이 무엇인지 건강운동관리사에게 상담도 받을 수 있다.

---

* '개인의 체력적 특성에 적합한 운동 형태, 강도, 빈도 및 시간 등 운동 수행 방법에 대하여 지도·관리하는 사람'으로 국민체육진흥공단에서 발급하는 자격증이다.
** 국민체육진흥공단 국민체력100 https://nfa.kspo.or.kr
*** 대한장애인체육회 장애인체력인증센터 https://nfa.koreanpc.kr

좋은 운동 커뮤니티 만들기

서로의 몸과 성격까지 숨김없이 드러나게 되는 운동 시간은 다른 사람들과 허물없이 어울릴 수 있게 해주고, 팀 스포츠 참여는 공정함, 협동심, 타인에 대한 예의를 배울 기회를 제공한다. 하지만 사람들이 경기 결과에만 집착하거나 기존 회원들의 텃세가 심하면 불쾌한 경험을 할 수도 있다. 내가 몸담았던 체육관과 생활 체육 동호회도 사람들 사이의 관계가 틀어지면서 커뮤니티가 와해된 적이 있다. 사랑했던 공간과 사람들이 사라지는 경험은 참 가슴 아팠고, 이런 일이 반복되지 않게 하려면 반드시 운동 모임 안에서 지켜야 할 가이드라인이 필요하다고 생각했다. 특히 정기적으로 만나고, 자연스럽게 신체 접촉이 이루어지는 운동 커뮤니티는 건강한 관계를 위한 가이드라인이 더욱 중요하다. 요즘처럼 감염병 예방을 위한 방역수칙 준수가 중요한 시기에는 위생 관련 내용도 가이드라인에 포함되어야 할 것이다. 이런 가이드라인은 모임 구성원들이 함께 만들고 모두가 볼 수 있도록 명시해놓는 것이 좋다.

2013년부터 2019년까지 내가 운동처방사로 근무한 살림의료복지사회적협동조합의 운동 센터에 있는 '다짐의 벽'에는 "다짐이라는 이름의 4가지 뜻", 다짐에서 중요한 것**, 다짐에 없는 것****을 조합원이 함께 만들어 모두가 볼 수 있도록 운동 공간 벽에 붙여놓았다.

미국 베이 스트렝스 역도 센터는 "베이 스트렝스 리프터의 권리와 책임Lifter Rights and Responsibilities at Bay Strength****"이라는 포스터를 게시해놓았다. 권리와 책임 중 몇 가지를 소개하자면 안전하게 느낄 권리To feel safe, 존중받을 권리To be treated with dignity and respect, 편안하고 진실되게 자신을 표현할 권리To express yourself comfortably and truly, 사람들에게 최선을 다해 평등하고 사려 깊게, 정직하게 대하기To be fair, considerate and honest to the best of your ability when interacting with all, 다른 사람을 호칭할 때 그들이 정한 대명사로 부르기To use each person's stated pronouns, 어떤 종류의 필요와 문제든 분명하게, 최대한 빠르게 소통하기To communicate any needs or problems clearly, as soon as you are able 등이 있다.

이처럼 좋은 커뮤니티를 유지하는 데는 그곳의 지향과 가치를 담은 규율이 있어야 하고, 코치와 운영진뿐만 아니라 모인 사람 모두의 노력이 필요하다. 그리고 규율을 같이 지켜나가는 힘은 그것을 함께 만드는 과정을 통해 생긴다. 만일 좋은 운동 커뮤니티를 찾고 싶다면 커뮤니티 가이드라인이 있는지, 그리고 그것을 구

---

* '우리 모두의 운동 공간, 무엇이든 다 할 수 있는 운동 공간, 건강한 관계를 튼튼히 다지자, 함께 건강해지자'고 다짐하다.
** 소통, 예상치 못한 발견, 지지, 협동, 꾸준함, 격려, 책임, 재등록.
*** 외모지상주의, 성차별, 텃세, 폭력, 나이 차별, 잘난 척.
**** 출처: BAY STRENGTH 인스타그램 포스트(2021. 4. 22 게시물) https://www.instagram.com/p/CN8m1N1Avxp/?utm_source=ig_web_copy_link

성원들이 함께 만드는 과정이 있었는지를 알아보자. 그리고 자신이 이미 속한 커뮤니티가 좀 더 잘 운영되게 하고 싶다면 구성원들이 어떤 커뮤니티를 원하는지 물어보고, 솔직하게 이야기를 나누는 시간을 기획해보는 것도 큰 도움이 될 것이다.

여성과 소수자를 위한 해외 운동 센터와 프로그램

2013년 가을, 안식월을 맞아 미국 샌프란시스코 베이 에어리어bay area 주변 운동 센터 몇 군데를 견학하러 갔다. 당시 인상 깊었던 것은 센터마다 추구하는 가치, 스타일, 콘셉트가 분명하게 드러나는 공간 구성과 프로그램이었다. 또 운동 센터가 대부분 1층에 위치한 점도 달랐다. 우리나라는 1층의 임대료가 비싸 대부분의 운동 센터가 지하에 있다. 그리고 운동 종목에 따라 시설과 가격이 비슷한 센터를 많이 볼 수 있는데, 외국의 운동 센터들은 종목뿐 아니라 어떤 커뮤니티를 추구하느냐에 따라 운영 방식과 분위기 차이가 컸다. 내가 직접 방문한 센터부터 SNS를 통해 알게 된 곳까지 특색 있는 외국 운동 센터와 기관을 소개한다.

• 임팩트 베이 에어리어 IMPACT BAY AREA

"모든 사람은 안전할 권리가 있다Everyone deserves to be safe"를 슬로건으로 1985년부터 지금까지도 활발히 여성과 아이들에게 셀프 디펜스를 알려주는 '임팩트IMPACT'의 샌프란시스코 베이 에어리어 지부다. 코로나19 이전에는 여성들을 대상으로 매월 1회 무료 오리엔테이션 수업을 진행했다. 후원을 받아 운영하는 비영리 기관으로 세계 여러 나라에 지부가 있으며, 꼭 지부에 가지 않더라도 영어로 소통만 가능하다면 집 안에서도 임팩트의 다양한 온라인 프로그램을 수강할 수 있다. www.impactbayarea.org

• 베이 스트렝스 BAY STRENGTH

미국 버클리 대학교 근처에 위치한 역도 스튜디오다. "모두를 위한 바벨 트레이닝Barbell Training for Everyone"을 슬로건으로 모든 연령, 장애인과 비장애인 그리고 다양한 정체성을 가진 사람들을 환영한다. 수강생 각자의 수준과 욕구에 따라 프로그램을 구성해주는 일대일 레슨과 소규모 그룹 수업을 주로 진행하고, 온라인 수럽도 운영한다. www.baystrength.com

• 버클리 아이언웍스 BERKELEY IRONWORKS

천장에 거대한 고리가 매달려 있는 창고를 개조해서 만든 곳으로 캘리포니아에서도 큰 규모에 속하는 실내 암벽 클라이밍 센터로 유명하다. 클라이밍뿐 아니라 요가, 카디오 복싱cardio boxing, 근력 운동과 유산소 머신을 이용할 수 있는 운동 공간, 사이클링, TRX 그룹 운동 프로그램도 있다. 1회 참가비를 내면 거의 모든 프로그램과 공간을 이용할 수 있어서 여행자들에게 인기가 많다. touchstoneclimbing.com/ironworks

· 퀴어짐 THE QUEER GYM

오클랜드에 위치한 퀴어짐은 들어가는 입구 바닥에 "#nohomophobia #notransphobia #nofatphobia"라는 문구가 적혀 있다. 특정 성 정체성과 외모를 혐오하면 안 된다는 뜻이다. 'ANTI-FASCIST FIGHT CLUB', 'SO KNOTTY' 등 그룹 운동 프로그램의 이름들도 재미있다. thequeergym.com

· 허 스트렝스 스튜디오 HER STRENGTH STUDIO

미국 뉴욕에 위치한 운동 센터로 '여성을 위한 근력 그룹 운동', '산전·산후 운동 프로그램', '유방암 환자를 위한 운동' 등 여성의 몸으로 겪는 삶에 특화된 운동 프로그램을 진행한다. 온라인 상점도 운영하는데 임신한 여성을 위한 레깅스 등이 눈에 띈다. 이곳의 SNS 계정을 보면 임신으로 배가 나온 여성 여러 명이 케틀벨과 바벨을 들어 올리는 역동적인 모습, 젖먹이와 함께 운동하는 모습 등을 볼 수 있다. herstrength.studio

· 록 스테디 복싱 Rock Steady Boxing

미국 인디애나 주에 있는 파킨슨병 환자를 위한 권투 체육관이다. 록 스테디 복싱은 인디애나 매리언 카운티 검사였던 스콧 C. 뉴먼Scott C. Newman과 권투 선수였던 빈스 페레즈Vince Perez의 우정에서 시작되었다. 2006년, 당시 40세인 뉴먼이 파킨슨병 초기 진단을 받자 페레즈는 친구의 파킨슨병이 악화하지 않게 도와주는 복싱 프로그램을 고안했다. 시간이 지나, 이 프로그램의 의학적 효과도 입증됐다. 그들은 '파킨슨병과 맞서 싸울 힘을 키워주는 것'이 목표인 비영리 단체, 록 스테디 복싱을 설립하고 지금도 파킨슨병과 싸우는 '파이터'를 양성한다. www.rocksteadyboxing.org

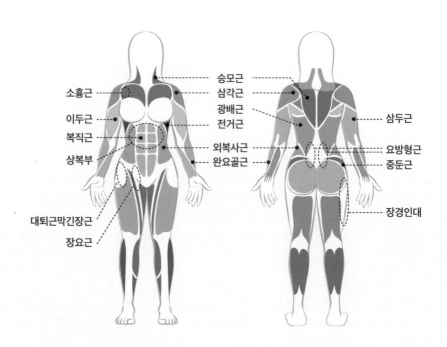

소흉근

이두근

복직근

상복부

대퇴근막긴장근

장요근

승모근

삼각근

광배근

전거근

외복사근

완요골근

삼두근

요방형근

중둔근

장경인대

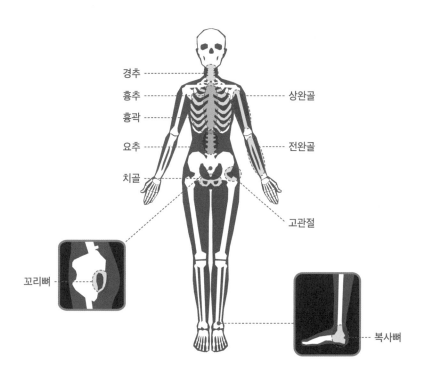

경추 ------- 상완골

흉추 -------

흉곽 -------

요추 ------- 전완골

치골 -------

고관절

꼬리뼈 -------

복사뼈

Collect
09

다이어트보다 근력 운동
여성의 몸에 맞는 운동은 따로 있다!

1판 1쇄 발행 2021년 6월 21일
1판 2쇄 발행 2021년 7월 15일

지은이 박은지
발행인 김태웅
책임편집 김지수 **기획·편집** 김다빈, 하민희
디자인 어나더페이퍼 **일러스트** 나노 **교정교열** 박성숙
마케팅 총괄 나재승
마케팅 서재욱, 김귀찬, 오승수, 조경현, 김성준
온라인 마케팅 김철영, 임은희, 장혜선, 김지식
인터넷 관리 김상규
제작 현대순
총무 안서현, 최여진, 강아담
관리 김훈희, 이국희, 김승훈, 최국호

발행처 ㈜동양북스
등록 제2014-000055호
주소 서울시 마포구 동교로22길 14 (04030)
구입 문의 전화 (02)337-1737 **팩스** (02)334-6624
내용 문의 전화 (02)337-1734 **이메일** dymg98@naver.com

ISBN 979-11-5768-714-5 13510